Alzheimer Demenz und Exelon®

Alzheimer Demenz und Exelon®

Michael Rösler, Petra Retz-Junginger, Wolfgang Retz

27 Abbildungen
13 Tabellen

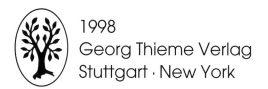

1998
Georg Thieme Verlag
Stuttgart · New York

Professor Dr. med. Michael Rösler
Psychiatrische Universitätsklinik
Alzheimer Forschungszentrum
Füchsleinstrasse 15
97080 Würzburg

Dipl.-Psych. Petra Retz-Junginger
Psychiatrische Universitätsklinik
Alzheimer Forschungszentrum
Füchsleinstrasse 15
97080 Würzburg

Dr. med. Wolfgang Retz
Psychiatrische Universitätsklinik
Alzheimer Forschungszentrum
Füchsleinstrasse 15
97080 Würzburg

*Die Deutsche Bibliothek –
CIP-Einheitsaufnahme*

Rösler, Michael:
Alzheimer Demenz und Exelon ;
13 Tabellen / Michael Rösler ;
Wolfgang Retz ; Petra Retz-Junginger. –
Stuttgart ; New York : Thieme, 1998

© 1998 Georg Thieme Verlag
Rüdigerstraße 14
70469 Stuttgart
und
Novartis Pharma GmbH
Roonstrasse 25
90429 Nürnberg

Printed in Germany

Druck: Grammlich, Pliezhausen
Buchbinder: F. W. Held, Rottenburg
Graphik Design: N. Koller, Stein

ISBN 3-13-116141-8

Wichtiger Hinweis: Wie jede Wissenschaft ist die Medizin ständigen Entwicklungen unterworfen. Forschung und klinische Erfahrung erweitern unsere Erkenntnisse, insbesondere was Behandlung und medikamentöse Therapie anbelangt. Soweit in diesem Werk eine Dosierung oder eine Applikation erwähnt wird, darf der Leser zwar darauf vertrauen, daß Autoren, Herausgeber und Verlag große Sorgfalt darauf verwandt haben, daß diese Angabe dem **Wissensstand bei Fertigstellung des Werkes** entspricht.

Für Angaben über Dosierungsanweisungen und Applikationsformen kann vom Verlag jedoch keine Gewähr übernommen werden. **Jeder Benutzer ist angehalten,** durch sorgfältige Prüfung der Beipackzettel der verwendeten Präparate und gegebenenfalls nach Konsultation eines Spezialisten festzustellen, ob die dort gegebene Empfehlung für Dosierungen oder die Beachtung von Kontraindikationen gegenüber der Angabe in diesem Buch abweicht. Eine solche Prüfung ist besonders wichtig bei selten verwendeten Präparaten oder solchen, die neu auf den Markt gebracht worden sind. **Jede Dosierung oder Applikation erfolgt auf eigene Gefahr des Benutzers.** Autoren und Verlag appellieren an jeden Benutzer, ihm etwa auffallende Ungenauigkeiten dem Verlag mitzuteilen.

Geschützte Warennamen (Warenzeichen) werden **nicht** besonders kenntlich gemacht. Aus dem Fehlen eines solchen Hinweises kann also nicht geschlossen werden, daß es sich um einen freien Warennamen handelt.

Das Werk, einschließlich aller seiner Teile, ist urheberrechtlich geschützt. Jede Verwertung außerhalb der engen Grenzen des Urheberrechtsgesetzes ist ohne Zustimmung des Verlages unzulässig und strafbar. Das gilt insbesondere für Vervielfältigungen, Übersetzungen, Mikroverfilmungen und die Einspeicherung und Verarbeitung in elektronischen Systemen.

Inhalt

1.	**Die Alzheimer-Krankheit**	4
1.1	Einführung	5
1.2	Epidemiologie	6
1.3	Sozio-ökonomische Aspekte	7
1.4	Risikofaktoren	7
1.5	Klinische Diagnose der Alzheimer-Krankheit	8
1.6	Klinische Symptome	11
1.7	Biochemie und Pathophysiologie der DAT	12
1.8	Die cholinerge Hypothese	14
1.9	Cholinerge Substitutionsstrategien	15
1.10	Der ideale Acetylcholinesterasehemmer	16
1.11	Das Spektrum der therapeutischen Maßnahmen	18
2.	**Biochemie und Wirkmechanismus von Exelon®**	19
2.1	Chemische Struktur	20
2.2	Wirkmechanismus von Exelon®	21
2.3	Hirnselektivität von Exelon®	22
3.	**Klinische Pharmakokinetik**	23
3.1	Resorption und Bioverfügbarkeit	24
3.2	Verteilung	26
3.3	Metabolismus	27
3.4	Elimination	28
3.5	Pharmakokinetik in besonderen klinischen Situationen	29
3.5.1	Pharmakokinetik bei älteren Patienten	29
3.5.2	Pharmakokinetik bei Patienten mit eingeschränkter Leberfunktion	29
3.5.3	Pharmakokinetik bei Patienten mit eingeschränkter Nierenfunktion	30
4.	**Klinische Wirksamkeit von Exelon®**	31
4.1	Überblick über die klinischen Studien	32
4.1.1	Phase I und II-Studien	32
4.1.2	Das ADENA-Studienprogramm	33
4.2	Instrumente zur Beurteilung der Wirksamkeit	36
4.2.1	ADAS-Cog	37
4.2.2	CIBIC-Plus	37
4.2.3	PDS	37
4.3	Der therapeutische Effekt von Exelon®	38
4.3.1	Die Behandlungsziele bei der Alzheimer-Krankheit	38
4.3.1.1	Kognitive Leistungen	39
4.3.1.2	Aktivitäten des täglichen Lebens (ADL)	40
4.3.1.3	Klinisches Gesamturteil	40

4.4	Das ADENA Programm: Wirksamkeitsnachweis von Exelon® in Phase III-Studien	41
4.4.1	Responderanalysen	42
4.4.2	Wirkung von Exelon® auf kognitive Leistungen	45
4.4.3	Wirkung von Exelon® auf die Alltagskompetenz	48
4.4.4	Wirkung von Exelon® auf das klinische Gesamturteil	49
4.4.5	Wirkung von Exelon® auf den Schweregrad der Erkrankung und das Krankheitsstadium	50
4.4.6	Analyse der Gesamtdaten von ADENA 1, 2 und 3 (B351, B352, B303)	52
4.4.7	Die Langzeitwirkung von Exelon®	52
4.4.8	Wirkungseintritt der Behandlung	54
5.	**Klinische Sicherheit und Verträglichkeit von Exelon®**	**55**
5.1	Sicherheitsprüfung beim Menschen	57
5.2	Schwere unerwünschte Ereignisse und Todesfälle	58
5.3	Verträglichkeit	59
5.3.1	Nebenwirkungen, die zum Ausscheiden aus den Studien führten	60
5.3.2	Laboruntersuchungen	61
5.3.3	EKG und Vitalzeichen	61
5.4	Langzeitsicherheit und Verträglichkeit von Exelon®	61
5.5	Toxikologie	62
5.6	Wechselwirkungen mit anderen Pharmaka	62
6.	**Dosierung und Anwendung**	**63**
6.1	Studienergebnisse zur Dosierungsstrategie	64
6.2	Dosierungsempfehlungen	65
7.	**Literatur**	**67**
8.	**Sachverzeichnis**	**73**

Vorwort

Die Behandlung der Alzheimer-Erkrankung ist eine der größten Herausforderungen unserer Zeit. In Deutschland leiden gegenwärtig ca. 1 Mio. Menschen an der chronisch progredienten Gehirnkrankheit, die mit leichten Störungen der Merkfähigkeit beginnt und nach Jahren in Pflegebedürftigkeit und Verlust der Autonomie endet. Aufgrund der weiter steigenden Lebenserwartung ist mit einer noch deutlich zunehmenden Zahl von Alzheimer-Fällen zu rechnen. Die Alzheimer-Krankheit führt zu erheblichem Leid bei den Patienten und ihren pflegenden Angehörigen, wobei alle Lebensbereiche betroffen sein können. Ganz allgemein kann man sagen, daß mit starken Einbußen an Lebensqualität gerechnet werden muß.

Die Verbesserung der Therapie der Alzheimer-Krankheit ist daher eine Aufgabe von kaum zu überschätzender sozialer Bedeutung.

Heute ist das Konzept einer mehrdimensionalen Behandlung des Patienten unter Einbeziehung der pflegenden Angehörigen als Standard anzusehen. Neben der internistischen Basistherapie, der Erhaltung kognitiver Funktionen durch speziell elaborierte Übungsprogramme, der geeigneten Gestaltung des Lebensumfeldes und der Beratung und Stützung der Angehörigen ist eine medikamentöse antidementive Therapie ein unverzichtbares Kernelement der Therapieplanung.

Die Entwicklung neuer und effizienter Medikamente zur Behandlung der Alzheimer-Krankheit hat in den letzten Jahren von Fortschritten in der Erforschung der Ursachen und Pathomechanismen dieser Krankheit profitiert. Im Zentrum des aktuellen Interesses steht dabei das Modell der Einschränkung der cholinergen Neurotransmission, die hauptsächlich für die Störung der kognitiven Funktionen verantwortlich gemacht wird. Hier greifen die neuen pharmakologischen Ansätze ein. Durch Erhöhung des Acetylcholinpegels durch Hemmung des abbauenden Enzyms (AChE) wird die cholinerge Neurotransmission verbessert. Die therapeutische Wirksamkeit dieses Vorgehens bei der Alzheimer-Krankheit ist heute allgemein akzeptiert. Bei früheren Entwicklungen konnten indessen nicht alle Probleme der Verträglichkeit und Sicherheit befriedigend gelöst werden.

Bei der Entwicklung von Rivastigmin sind in vieler Hinsicht neue Wege beschritten worden, um hohe Wirksamkeit und möglichst gute Verträglichkeit zu erzielen. Über 3300 Patienten sind in die verschiedenen Studien eingeschlossen worden. Bei der großen internationalen Untersuchung gemäß Phase 3, deren Design als besonders anspruchsvoll bewertet werden kann, ist darauf geachtet worden, keine künstliche Patientenauswahl zu treffen. Es wurde der typische ältere Mensch in die Behandlung einbezogen, die neben einer leichten bis mittleren

Alzheimer-Krankheit noch an anderen für diese Altersgruppe zu erwartenden typischen Erkrankungen litt.

Als Ergebnis dieses umfassenden Studienprogramms kann zusammengefaßt werden, daß Rivastigmin von allen, die den Behandlungserfolg zu beurteilen hatten, ausgesprochen günstig bewertet wurde. Das allgemeine Arzturteil, der neuropsychologische Befund und die Einschätzung des versorgenden Angehörigen sprachen eindeutig für die Wirksamkeit der Behandlung. Der Behandlungserfolg war nicht auf kognitive Fähigkeiten beschränkt, sondern kam auch in der Bewältigung von Alltagsaufgaben und im allgemeinen Verhaltensbild zum Ausdruck.

Bei den Untersuchungen zur Sicherheit und Verträglichkeit haben sich erwartungsgemäß die typischen, cholinergen Begleitwirkungen seitens des Gastrointestinaltraktes in moderater Form gezeigt. Diese Symptome waren meist vorübergehend und bildeten sich unter fortgesetzter Behandlung zurück. Wesentliche Risiken bezüglich der verschiedenen anderen Organsysteme wurden nicht gefunden, insbesondere besteht keine Notwendigkeit, Leberwertkontrollen durchzuführen.

Mit Rivastigmin steht nun ein wirksames und gut verträgliches Medikament zur Behandlung der leichten bis mittleren Alzheimer-Krankheit zur Verfügung.

Michael Rösler   Würzburg, Oktober 1998

1. Die Alzheimer-Krankheit
1.1 Einführung
1.2 Epidemiologie
1.3 Sozio-ökonomische Aspekte
1.4 Risikofaktoren
1.5 Klinische Diagnose der Alzheimer-Krankheit
1.6 Klinische Symptome
1.7 Biochemie und Pathophysiologie der DAT
1.8 Die cholinerge Hypothese
1.9 Cholinerge Substitutionsstrategien
1.10 Der ideale Acetylcholinesterasehemmer
1.11 Das Spektrum der therapeutischen Maßnahmen

EINFÜHRUNG

1. Die Alzheimer-Krankheit

Zusammenfassung

- Die Demenz vom Alzheimer-Typ (DAT) ist eine chronische neurodegenerative Erkrankung, bei der es zu einem progredienten Untergang von Nervenzellen im zentralen Nervensystem kommt.

- Charakteristisch ist die frühe Schädigung cholinerger Neurone und die verminderte Verfügbarkeit von Acetylcholin sowie das Auftreten typischer histopathologischer Veränderungen im Gehirn.

- Die Erkrankung führt zu einer zunehmenden Störung der Merkfähigkeit und anderer kognitiver Funktionen, Orientierungsstörungen, Persönlichkeitsveränderungen und zu einem Verlust der Selbständigkeit.

- Das Erkrankungsrisiko steigt mit dem Alter von etwa 1,5 % bei 60-69jährigen auf 20 % bei 85-89jährigen rasch an.

- Die DAT ist die vierthäufigste Todesursache in den westlichen Ländern nach Herzerkrankungen, Krebs und Schlaganfall.[1]

- Aufgrund des hohen Bedarfs an Gesundheits- und Pflegeleistungen stellt diese Erkrankung eine große soziale und ökonomische Herausforderung für die Gesellschaft dar.[2]

1.1 Einführung

Die Alzheimer-Krankheit, auch Demenz vom Alzheimer-Typ (DAT) genannt, ist eine chronische neurodegenerative Erkrankung, deren Ursache bis heute ungeklärt ist. Im Krankheitsverlauf kommt es zu einem zunehmenden Verlust von Nervenzellen vor allem in den Bereichen der Großhirnrinde, die für Gedächtnis- und Lernfunktionen wichtig sind. Mit Fortschreiten der Erkrankung zeigen sich typische Beeinträchtigungen im Bereich

- der intellektuellen Leistungsfähigkeit
- des Verhaltens
- der Alltagsbewältigung.

Die DAT beginnt meist nach dem 60. Lebensjahr, in seltenen Fällen auch früher. Mit steigendem Lebensalter wächst das Risiko, an einer DAT zu erkranken (Abbildung 1). Die Symptomatik beginnt in der Regel schleichend mit Störungen der Merkfähigkeit und Konzentrationsfähigkeit und schreitet kontinuierlich voran. Im Verlauf nehmen die kognitiven Beeinträchtigungen in Form von Gedächtnisstörungen, Störungen der Orientierung und des Urteilsvermögens stetig zu. Die Beeinträchtigung sogenannter höherer kortikaler Funktionen stellt dabei die Kernsymptomatik der DAT dar (Tabelle 1).

Tabelle 1. Gestörte kortikale Funktionen bei AD

Gedächtnisverlust
Beeinträchtigtes Denkvermögen
Desorientierung
Beeinträchtigtes Wahrnehmungsvermögen
Verlust von Rechenfähigkeiten
Progressive Abnahme der Lernfähigkeit
Verlust der Sprache
Änderung des Urteilsvermögens

Daneben können aber auch depressive Verstimmungen und Angstgefühle, später auch Wahn und halluzinatorische Erlebnisse auftreten. Darüber hinaus können Persönlichkeitsveränderungen und der Situation unangepaßte Verhaltensweisen beobachtet werden. Die Patienten haben zunehmende Schwierigkeiten, ihren täglichen Aufgaben nachzukommen und sind auf fremde Hilfe angewiesen. Im Spätstadium der Krankheit kommt es oft zu einem völligen Verlust der Selbständigkeit. Die Lebenserwartung beträgt nach Diagnosestellung im Durchschnitt 7-10 Jahre.

EINFÜHRUNG

Eine medikamentöse Behandlung der DAT sollte daher zum Ziel haben, den Abbau kognitiver und alltagsrelevanter Fähigkeiten zu verzögern, um dadurch den Verlust von Selbständigkeit und die daraus resultierende Pflegebedürftigkeit zu verzögern. Neben dem individuellen Gewinn an Lebensqualität für Patienten, Angehörige und Betreuer könnten sich hieraus auch soziale und ökonomische Vorteile für die Gemeinschaft ergeben. Besonders Patienten in frühen Krankheitsstadien könnten von einer solchen Behandlung durch eine möglichst lange Erhaltung der Selbständigkeit profitieren.

> ■ Medikamente zur Verbesserung kognitiver Leistungen und der Alltagskompetenz erhöhen die Lebensqualität von Patient, Angehörigen und Betreuern.

1.2 Epidemiologie

Nach Schätzungen leiden derzeit weltweit 17 bis 25 Millionen Menschen an DAT.[2] In der Bundesrepublik wird die Zahl der an DAT erkrankten Menschen auf 800 000 geschätzt. Das entspricht etwa 1% der Bevölkerung. Die Prävalenz nimmt mit steigendem Lebensalter rasant zu und steigt von etwa 1,5% in der Gruppe der 65-69jährigen auf etwa 20% bei den 85-89jährigen an[3] (Abbildung 1). Berücksichtigt man die demographische Bevölkerungsentwicklung in den westlichen Ländern mit der starken Zunahme der über 60jährigen ist aufgrund dieser Zahlen auch mit einer kontinuierlichen Zunahme der DAT-Patienten zu rechnen.

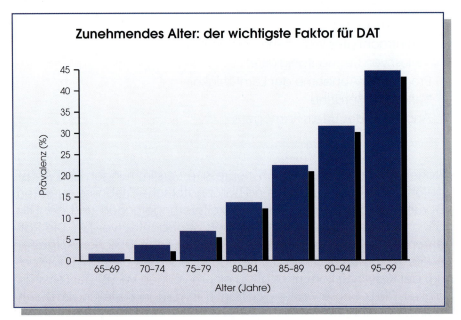

Abb. 1 Entnommen aus: Ritchie K und Kildea D, 1995

1.3 Sozio-ökonomische Aspekte

Die DAT stellt aufgrund der hohen direkten und indirekten Kosten, die durch sie entstehen, eine große volkswirtschaftliche Herausforderung dar. Vor allem die Pflegebedürftigkeit und die Einweisung ins Pflegeheim verursachen große finanzielle Belastungen für die Sozialversicherungen. Das Kieler Institut für Gesundheits-System-Forschung hat im Rahmen einer Untersuchung aus dem Jahre 1995 folgendes errechnet: In einer (fiktiven) Situation ohne Therapie sind die Ausgaben für Pflege und Versorgung wesentlich höher als die Ausgaben für Therapie und Pflege zusammengenommen, vorausgesetzt es wird optimal behandelt.

Wird das Szenario auf das Jahr 2010 hochgerechnet, so ergibt sich im Vergleich der beiden Situationen: mit Therapie 12,7% geringere Ausgaben bei Patienten mit leichter Demenz, 4,5% bei mittelschweren und ca. 1% bei schweren Fällen. Insgesamt ergibt sich eine Ersparnis gegenüber der Situation ohne Therapie von über 5 Milliarden DM. Könnte man den Ausbruch der Krankheit um fünf Jahre hinauszögern, so ließe sich dadurch die Prävalenz in einer Generation schätzungsweise um 50 % vermindern.[5]

> ■ Die Behandlung von Alzheimer-Patienten ist eine wichtige gesellschaftliche und ökonomische Aufgabe.

1.4 Risikofaktoren

Zunehmendes Alter ist der wichtigste Risikofaktor. Daneben wurden in zahlreichen Studien Risikofaktoren gefunden, deren Bedeutung für die Pathogenese der DAT teilweise noch nicht endgültig geklärt sind (Tabelle 2). Aus Familienuntersuchungen läßt sich eine genetisch determinierte Veranlagung ableiten, aber nur in wenigen Familien wurde ein autosomal dominanter Erbgang gefunden. Genetische Koppelungsstudien haben gezeigt, daß Genmutationen auf den Chromosomen 21, 14 und 1 mit der Vererbung der Krankheit assoziiert sind.[6] Außerdem wurde bei Alzheimer-Patienten das Apolipoprotein-Allel 4 (APOE-ε4) häufiger gefunden als bei Menschen mit anderen Demenzformen oder Gesunden.[6] Es hat sich allerdings gezeigt, daß auch dieser genetische Faktor die Alzheimer-Demenz alleine nicht ausreichend erklärt und eine Genotypisierung diagnostisch daher nur von begrenztem Wert ist.

EINFÜHRUNG

Tabelle 2. Risikofaktoren für die Alzheimer-Krankheit

wichtige Risikofaktoren	Risikofaktoren geringerer Bedeutung
Alter*	Down-Syndrom*
genetische Faktoren*	früheres Hirntrauma
Apolipoprotein ε4-Status*	Depression
	Toxinexposition
	niedriger Bildungsstand
	weibliches Geschlecht

* gesicherte Risikofaktoren

■ Neben dem Lebensalter sind genetische und Umweltfaktoren für die Pathogenese der DAT von Bedeutung.

1.5 Klinische Diagnose der Alzheimer-Krankheit

Dementielle Syndrome können durch sehr unterschiedliche Krankheitsprozesse ausgelöst werden, und die auftretenden Symptome sind nicht krankheitsspezifisch (Abbildung 2). Da sichere Methoden zur Diagnose einer DAT fehlen, steht die differentialdiagnostische Abgrenzung zu symptomatischen Demenzen (z.B. Hypothyreose, Vitamin-B_{12}-Mangel etc.) und anderen psychiatrischen Syndromen im Mittelpunkt der Diagnostik (Tabelle 3). Ein weiteres Problem ergibt sich außerdem, vor allem im Frühstadium der Erkrankung, in der Abgrenzung zu altersgemäßen, nicht krankheitswertigen kognitiven Beeinträchtigungen.

Tabelle 3:
Ursachen dementieller Syndrome - die Framingham-Studie[7]

wahrscheinliche Ursache	% mit Demenz
DAT	55,6
Schlaganfall	14,5
multiple Ursachen	12,2
Parkinson-Krankheit	7,7
Hirntrauma	4,4
Sonstige	5,5

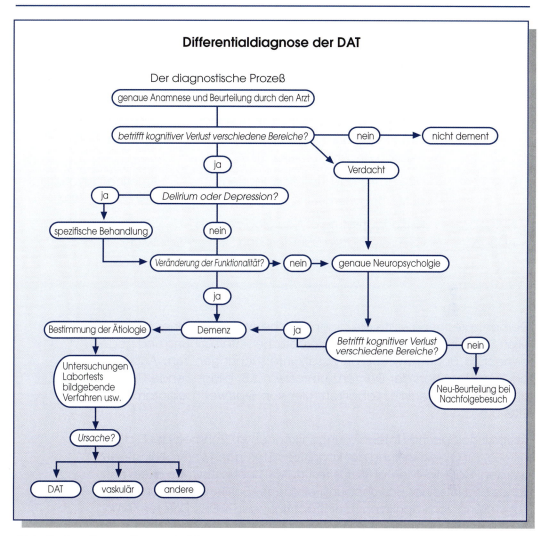

Abb. 2 Aus: Corey-Bloom et al.[6]

Die Einführung standardisierter diagnostischer Verfahren und standardisierter Richtlinien für deren Anwendung haben zwischenzeitlich zu einer Verbesserung der diagnostischen Zuverlässigkeit und Genauigkeit auf über 90% geführt (Tabelle 4).[8] Die Diagnosekriterien der ICD-10, NINCDS-ADRDA und DSM IV unterscheiden sich nicht wesentlich. Die Diagnose stützt sich bei allen 3 Diagnosesystemen übereinstimmend auf

- das Vorhandensein von Beeinträchtigungen mehrerer kognitiver Funktionen (nicht nur des Gedächtnisses)
- die progrediente Verschlechterung dieser Beeinträchtigungen
- das Vorhandensein dieser Symptome bei normalem Bewußtsein
- das Fehlen anderer Ursachen (Tabelle 5)

Tabelle 4. Standardisierte klinische diagnostische Kriterien für die Alzheimer-Krankheit

Bezeichnung	Quelle	Referenz
ICD-10	International Classification of Mental and Behavioral Disorders. In: International Statistical Classification of Diseases and Related Health Problems, 10. Ausgabe	World Health Organization, Geneva, 1992, 1993[9]
DSM-IV	Diagnostic and Statistical Manual of Mental Disorders; 4. Ausgabe	American Psychiatric Association 1994[10]
NINCDS/ ADRDA	National Institute of Neurological and Communicative Disorders and Stroke/AD and Related Disorders Association criteria	McKhann et al., 1984[11]

Dementsprechend sollte die diagnostische Abklärung eines dementiellen Syndroms eine ausführliche körperliche Untersuchung und gegebenenfalls auch notwendige Zusatzuntersuchungen zum Ausschluß anderer Ursachen der Demenz umfassen (z.B. bildgebende Untersuchungen des Gehirns, Laborkontrolle von Stoffwechselparametern, EKG u.a.).

Testpsychologische Untersuchungen können im Rahmen der Diagnostik v.a. zur Objektivierung der kognitiven Störungen sinnvoll eingesetzt werden. Der Mini-Mental Status Test (MMST) beispielsweise ist ein nützliches und in seiner Handhabung einfaches Screening-Instrument zur Feststellung von kognitiven Beeinträchtigungen.[11] Eine Differenzierung zwischen DAT und anderen Demenzen ist durch ihn aber nicht möglich.[7,12]

Trotz gewissenhafter Abklärung kann die Diagnose einer DAT nur mit einer gewissen Wahrscheinlichkeit gestellt werden. Eine definitive Diagnosestellung ist erst durch eine histopathologische Untersuchung nach dem Tode möglich.

> **Tabelle 5. Diagnostische Merkmale der DAT**
> - dementielle Symptomatik bei fehlender Bewußtseinsstörung[13]
> - schleichender Beginn[13]
> - Ausschluß anderer systemischer oder Hirnerkrankungen, die zur Demenz führen können[13]
> - keine neurologischen Zeichen einer fokalen Hirnschädigung im Frühstadium der Erkrankung (z.B. sensorischer Verlust oder Gesichtsfeldausfälle).[13]
>
> aus: Corey-Bloom et al.[6]

1.6 Klinische Symptome

Die ersten Anzeichen sind in der Regel Störungen des Kurzzeitgedächtnisses, wogegen Störungen des Langzeitgedächtnisses erst später auffallen. Die Betroffenen sind zerstreut, verlegen Gegenstände oder vergessen wichtige Termine. Oft fallen Wortfindungsstörungen und Veränderungen des Sprachflusses als frühe Symptome auf. Im weiteren Verlauf kommen Orientierungsstörungen hinzu. Der Patient findet sich in fremder Umgebung schlechter zurecht und bekommt auch Probleme mit der zeitlichen Orientierung. Auch früheren Interessen wird nicht mehr nachgegangen, Hobbys werden nicht mehr gepflegt.

In den späteren Phasen der Erkrankung können weitere Verhaltensauffälligkeiten und Stimmungsveränderungen, wie z.B. vermehrte Reizbarkeit, hinzukommen. Auch Angstzustände und Depressionen kommen häufig vor. Oft spüren die Patienten, daß etwas nicht in Ordnung ist, können es aber nicht richtig deuten und damit nicht richtig umgehen. Auch Störungen des Tagesrhythmus treten auf. Der Patient schläft beispielsweise zu ungewöhnlichen Zeiten oder steht mitten in der Nacht auf und beginnt seine Tagesroutine. Im weiteren Krankheitsverlauf kommt es dann oft zu erheblichen Veränderungen von Persönlichkeitseigenschaften der Patienten. Gelernte soziale Fähigkeiten gehen verloren. Das Verhalten kann enthemmt sein, unanständige Ausdrücke werden benutzt, die Hygiene wird vernachlässigt (Tabelle 6).

> - Die klinischen Hauptmerkmale der DAT sind Gedächtnisverlust, Verschlechterung des Denkvermögens und Abnahme der Alltagskompetenz.

Tabelle 6. Häufige klinische Merkmale für DAT in Abhängigkeit vom Krankheitsstadium

	früh	mittel	spät
Kognitive Symptome			
■ Gedächtnis	schlechte Erinnerung an neue Informationen	schlechte Erinnerung an lange zurückliegende Begebenheiten	nicht testbar
■ Sprache	leichte Verminderung des Sprachflusses	Sprachfluß deutlich beeinträchtigt, schlechtes Verstehen	fast mutistisch
■ räumlich-visuell	Verlegen von Gegenständen, Probleme beim Autofahren	verläuft sich, Probleme beim Nachzeichnen von Figuren	nicht testbar
Verhaltens-auffälligkeiten	Wahnideen, Depression, Schlaflosigkeit	Wahnideen, Depression, Unruhe, Schlaflosigkeit	Agitiertheit, Herumwandern
neurologische Symptome	Schreibvermögen eingeschränkt, Zeichen der frontalen Enthemmung	Schreibvermögen eingeschränkt, Zeichen der frontalen Enthemmung	Verlust des Babinski-Reflexes, Zeichen der frontalen Enthemmung, Rigidität, Gangunfähigkeit

Aus: Corey Bloom J 1995[64]; Henderson und Buckwalter 1994[14]

1.7 Biochemie und Pathophysiologie der DAT

Bei der DAT finden sich einige charakteristische neuropathologische und biochemische Veränderungen, die mit der Atrophie des Gehirns einhergehen. Am ausgeprägtesten sind die degenerativen Prozesse im Temporal- und Parietallappen und im Hippocampus. Die kortikale Atrophie kann z.B. durch Computertomographie dargestellt werden (Abbildung 3). Die Bilder zeigen, bedingt durch die Schrumpfung des kortikalen Gewebes, eine kompensatorische Erweiterung der Ventrikel.

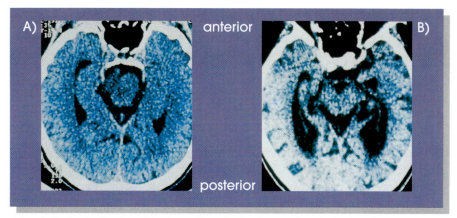

Abb. 3 Pathologie der Alzheimer-Krankheit – Makroskopische Veränderungen (CT): axialer (horizontaler) CT-Schnitt durch den Temporallappen; (A) normal; (B) Alzheimer-Krankheit (mit freundlicher Genehmigung von James King – Holmes and Science Photo Library)

Histopathologisch findet man neben dem Verlust von Nervenzellen und Synapsen zwei charakteristische Veränderungen (Abbildung 4). Extrazellulär kommt es durch die Ablagerung von Beta-Protein-Amyloid (Aß), welches ein pathologisches Abbauprodukt des Amyloid-Precursor-Proteins (APP) ist, zur Bildung seniler Plaques. Außerdem finden sich fibrilläre Ablagerungen in den Neuronen, die als Alzheimer-Fibrillen oder neurofibrilläre Bündel bezeichnet werden. Sie bestehen aus helikalen Filamenten von hyperphosphoryliertem Tau-Protein, welches mit den normalen Mikrotubuli assoziiert ist[15]. Die Dichte der neurofibrillären Bündel korreliert in hohem Maße mit dem Grad der kognitiven Beeinträchtigung. Ob die Amyloidablagerungen und neurofibrillären Bündel die Ursache der Alzheimer-Krankheit sind oder lediglich die Folge anderer pathologischer Prozesse, ist jedoch noch ungeklärt.

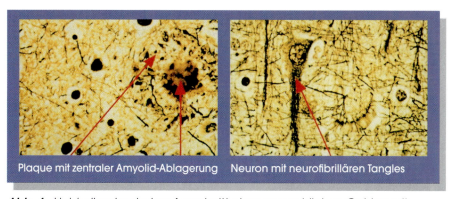

Abb. 4 Lichtmikroskopischer Ausschnitt eines menschlichen Gehirns mit Alzheimer-Krankheit (mit freundlicher Genehmigung von Science Photo Library)

Auf der biochemischen Ebene wurden Veränderungen verschiedener Neurotransmitter gefunden, v.a. von Acetylcholin (ACh), exzitatorischen Aminosäuren, Serotonin, Noradrenalin und Somatostatin.

1.8 Die cholinerge Hypothese

Bereits in frühen Krankheitsstadien findet sich bei der DAT ein Verlust cholinerger Neurone.[15, 16, 17] Dieser ist im Kortex und Hippocampus mit 30-95% am ausgeprägtesten. Die cholinergen Nervenbahnen zwischen basalen Vorderhirnstrukturen, Großhirnrinde und Hippocampus spielen eine zentrale Rolle bei Lern- und Gedächtnisfunktionen, Aufmerksamkeitsverhalten und anderen kognitiven Prozessen.

Die Bedeutung von Acetylcholin für die Pathophysiologie der Alzheimer-Krankheit wird durch neurohistologische Untersuchungen beim Menschen und tierexperimentelle Studien bestätigt. Post mortem-Studien im Gehirn von Alzheimer-Patienten zeigten, daß die Dichte von Neurofibrillen und die Verminderung der Cholin-Acetyltransferase (ChAT)-Aktivität (Reduktion der Aktivität im Kortex um ca. 30-90%) mit dem Ausmaß der kognitiven Störung korrelieren.[18]

Durch Gabe des muskarinischen Antagonisten Scopolamin verschlechterten sich Lernfähigkeit und Gedächtnis von Tieren; durch Gabe cholinomimetischer Substanzen konnte dies wieder rückgängig gemacht werden.[19, 20] Daten aus plazebokontrollierten Studien mit Alzheimer-Patienten zeigten eine statistisch signifikante und klinisch relevante Verbesserung kognitiver Funktionen nach der Einnahme cholinomimetischer Substanzen.[21, 22, 23, 24]

Tabelle 7. Die cholinerge Hypothese

Die cholinerge Hypothese besagt, daß die kognitiven Defizite bei DAT auf eine Minderfunktion des cholinergen Neurotransmittersystems zurückzuführen sind. Hinweise hierfür ergeben sich aus:[14, 32, 33, 34]

- dem Verlust kortikaler cholinerger Neurone bei Alzheimer-Patienten
- der verminderten Cholin-Acetyltransferase(ChAT)-Aktivität im Gehirn von Alzheimer-Patienten
- der Korrelation zwischen cholinergen Defiziten und kognitiven Störungen
- der Besserung der Symptomatik bei Alzheimer-Patienten durch Behandlung mit AChE-Hemmern

Cholinerge Mechanismen sind möglicherweise auch an der Regulation der Umsetzung des Amyloid-Präkursor-Proteins (APP) beteiligt. Eine mangelnde Aktivierung der cholinergen Rezeptoren fördert die Phosphorylierung von APP und die Bildung von ß-Amyloid. Substanzen, die am cholinergen System angreifen, könnten daher den Krankheitsverlauf beeinflussen und gleichzeitig direkt über ihre cholinerge Wirkung das kognitive Leistungsvermögen verbessern.[17,23]

Da kausale Therapiemöglichkeiten der Alzheimer-Krankheit zum heutigen Zeitpunkt noch nicht zur Verfügung stehen, bietet sich eine Verstärkung und Stimulation der cholinergen Funktionen durch Gabe cholinerger Substanzen als sinnvoller Therapieansatz an, mit dem Ziel, kognitive Defizite zu mildern und das Fortschreiten der Symptomatik zu verlangsamen. Eine cholinerge Substitutionstherapie sollte möglichst im Frühstadium der Erkrankung einsetzen, solange genügend intakte Nervenzellen und Synapsen stimuliert werden können. Deshalb ist auch eine frühzeitige Diagnose der Alzheimer-Krankheit von großer Bedeutung.

1.9 Cholinerge Substitutionsstrategien

Acetylcholin (ACh) wird aus den präsynaptischen Neuronen in den synaptischen Spalt freigesetzt und aktiviert spezifische Rezeptoren auf dem postsynaptischen Neuron. ACh wird durch das Enzym ACh-Esterase (AChE) im synaptischen Spalt schnell hydrolysiert und inaktiviert.

Bei DAT kommt es durch die Degeneration der cholinergen Neuronen zu einer Reduzierung des freigesetzten ACh und damit zu einer mangelnden Stimulierung der postsynaptischen Zellen. Um dieses Defizit auszugleichen, sind verschiedene Strategien denkbar. Versuche, durch die Gabe von Rezeptoragonisten die postsynaptischen Acetylcholinrezeptoren direkt zu stimulieren, waren bisher von begrenzter Wirksamkeit und aufgrund fehlender zentraler Selektivität der Testsubstanzen mit häufigen Nebenwirkungen assoziiert.[2, 26, 27]

Ein weiterer Ansatz ist die Steigerung der Produktion körpereigenen Acetylcholins durch Gabe von Acetylcholin-Vorläufersubstanzen. Acetylcholin wird kontinuierlich aus Cholin und Acetat (Acetylcoenzym A) gebildet, wobei das Cholin teils aus der Nahrung stammt, teils aus dem Abbau von Acetylcholin in den cholinergen Neuronen. Nahrungsmittelsupplemente mit Cholin und Lecithin konnten bisher keinen Therapieerfolg erzielen.[28, 29] Einzig mit AChE-Hemmern wurde bislang ein überzeugender therapeutischer Nutzen nachgewiesen.[21, 22, 23, 30, 24, 31]

EINFÜHRUNG

Diese Substanzen verhindern den Abbau von Acetylcholin und erhöhen so die Konzentration von Acetylcholin im Bereich der postsynaptischen Rezeptoren, wodurch die Wirksamkeit des noch vorhandenen Acetylcholins gesteigert wird.

> ■ Die Hemmung der Acetylcholinesterase zur Kompensierung des Acetylcholin-Mangels im Gehirn von Alzheimer-Patienten hat sich als wirksames therapeutisches Prinzip erwiesen.

1.10 Der ideale Acetylcholinesterasehemmer

Zunächst muß von einem AChE-Hemmer zur Behandlung der DAT eine nach anerkannten Kriterien überzeugende und reproduzierbare Wirksamkeit erwartet werden. Die Wirksamkeit sollte sich dabei nicht nur auf die kurzfristige Verbesserung kognitiver Fähigkeiten beschränken, sondern bei dem Patienten auch zu einer Verbesserung der Aktivitäten des täglichen Lebens und zur Erhaltung der Selbständigkeit beitragen.

Das klinische Erscheinungsbild der Alzheimer-Krankheit, das Alter der betroffenen Patienten und die damit häufig verbundenen zahlreichen Begleiterkrankungen und Begleitmedikationen stellen an ein Medikament zur Behandlung der Alzheimer-Krankheit darüber hinaus besondere Anforderungen. Ein idealer AChE-Hemmer sollte im effektiven Dosisbereich selbst keine Nebenwirkungen haben, die für den Patienten nicht tolerierbar sind. Insbesondere sollte er keine Organtoxizität, z.B. Lebertoxizität, besitzen, so daß keine engmaschigen Laborkontrollen notwendig sind und auch durch die langfristige Behandlung des Patienten keine Schädigungen entstehen.

Die Substanz sollte zur Vermeidung peripherer cholinerger Effekte eine möglichst selektive Wirkung im Gehirn aufweisen. Um Wechselwirkungen mit anderen Medikamenten zu vermeiden, sollte er vom hepatischen Cytochrom-P450-Enzymsystem unabhängig metabolisiert werden. Zur leichteren Handhabung für den Patienten sollte außerdem die Halbwertzeit so lang sein, daß eine niedrige Dosierungsfrequenz möglich ist. Andererseits sollte sie auch kurz genug sein, um beispielsweise dringende operative Eingriffe vornehmen zu können, ohne daß Interaktionen mit neuromuskulären Blockern auftreten könnten.

Tabelle 8:
Eigenschaften eines idealen Acetylcholinesterase-Hemmers

Profil eines idealen AChE-Hemmers
- bringt einen sinnvollen klinischen Nutzen
- gut verträglich
- hochselektiv
- geringe zentrale oder periphere cholinerge Nebenwirkungen
- keine Organtoxizität
- keine unerwünschten kardiovaskulären Wirkungen
- geringe Wechselwirkung mit anderen Arzneimitteln
- keine Erzeugung oder Verstärkung von Dysphorie
- keine Gedächtnisbeeinträchtigung
- einfaches, flexibles Dosierungsschema

Beim Menschen lassen sich zwei Hauptenzyme der Cholinesterase unterscheiden. AChE, das Zielenzym bei der Behandlung von AD, findet sich hauptsächlich im Gehirn, in der quergestreiften Muskulatur und in den Erythrozyten. Butyrylcholinesterase (BChE) kommt hauptsächlich in den kardialen und glatten Muskeln, der Haut, einigen Drüsen, im Serum und in den bei DAT typischen senilen Plaques vor. Eine ideale Substanz müßte für das Zielenzym selektiv sein und möglichst wenig mit anderen Enzymen interagieren.

Darüber hinaus existieren von der globulären (G)-Form der AChE mehrere Strukturformen. G4 ist die am häufigsten vorkommende Form im Gehirn, G1 liegt in kleineren Mengen vor. Allerdings nimmt die G4-Menge im Gehirn mit dem Alter und im Gehirn von Alzheimer-Patienten schneller ab als normal. Im Gegensatz dazu ist die G1-Menge unverändert oder nimmt langsamer ab. Ideal wäre also eine Substanz, die vorzugsweise die G1-Form des Enzyms hemmt und deswegen bei der DAT länger wirksam bliebe.[35, 29, 36-38]

1.11. Das Spektrum der therapeutischen Maßnahmen

Die Entwicklung neuartiger Medikamente bedeutet für die Behandlung der Alzheimer-Krankheit einen wesentlichen Fortschritt. Die medikamentöse Therapie der Alzheimer-Krankheit sollte jedoch in ein Gesamtbehandlungskonzept eingebettet und von psychosozialen Maßnahmen begleitet werden. Erst die Kombination von medikamentösen und nicht-medikamentösen Behandlungsstrategien kann der Problematik dieser alle Lebensbereiche beeinflussenden Krankheit gerecht werden. Bei Patienten in den frühen Stadien der Demenz hat sich beispielsweise Gedächtnistraining als sinnvolle Maßnahme erwiesen, durch die positive Auswirkungen auf die Lebensqualität der Patienten und ihrer Angehörigen erwartet werden können[39].

Es darf nicht vergessen werden, daß die DAT nicht nur den Patienten, sondern auch seine nächsten Angehörigen betrifft. In den frühen Phasen der Erkrankung muß der Angehörige lernen, mit den veränderten Fähigkeiten des Patienten umzugehen und das eigene Verhalten flexibel anzupassen. Beratungsstellen der Deutschen Alzheimer Gesellschaft und die Memory-Kliniken bieten hier eine umfassende Beratung und kontinuierliche Betreuung an. Dabei werden u.a. Fragen zur veränderten Aufgabenverteilung, zur Gestaltung der sozialen Kontakte und zu finanziellen Aspekten erörtert.

2. Biochemie und Wirkmechanismus von Exelon®

2.1 Chemische Struktur

2.2 Wirkmechanismus von Exelon®

2.3 Hirnselektivität von Exelon®

2. Biochemie und Wirkmechanismus von Exelon®

Zusammenfassung

- Exelon® ist ein neuartiger AChE-Hemmer.
- Exelon® hemmt selektiv die AChE im Kortex und Hippocampus, den bei der DAT am meisten betroffenen Hirnregionen.
- Exelon® bindet ähnlich wie das natürliche Substrat an die AChE, bildet dort aber einen carbamylierten Komplex. Durch diese sogenannte „pseudo-irreversible" Bindung wird die enzymatische Hydrolyse von ACh für ca.10-12 Stunden unterbunden.
- Exelon® besitzt eine optimale Wirkungsdauer. Eine nicht zu lange Halbwertszeit ist bei älteren Patienten sinnvoll, da manche Anästhetika und Muskelrelaxantien, die bei gegebenfalls kurzfristig notwendigen Operationen eingesetzt werden, mit AChE-Hemmern interagieren können.
- Die Wechselwirkung zwischen Exelon® und AChE führt zur Bildung eines Phenolspaltprodukts mit geringer pharmakologischer Aktivität, das rasch ausgeschieden wird.
- Im Gegensatz zu anderen AChE-Hemmern wird Exelon® nicht durch die P450-Enzyme der Leber inaktiviert. Dadurch ist die Gefahr von Wechselwirkungen mit anderen Arzneimitteln gering.[35, 43]

2.1 Chemische Struktur

Exelon® – chemische Strukturformel von Rivastigmin

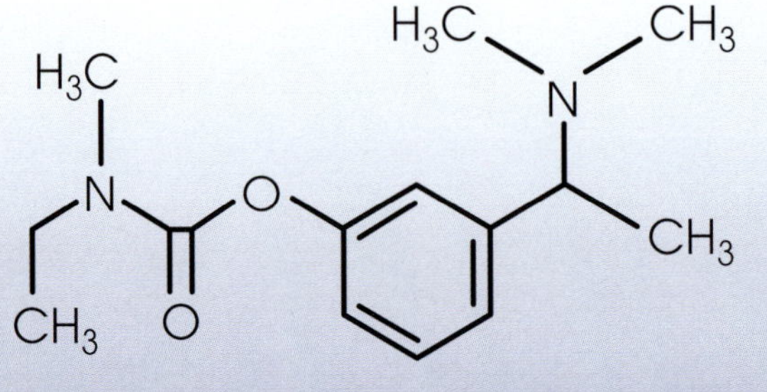

Abb. 5

Rivastigmin (Exelon®)

(-)(S)-N-ethyl-3-{(1-dimethylamino)ethyl}-N-methylphenylcarbamat)
$C_{14}H_{22}N_2O_2 \cdot C_4H_6O_6$

Molekulargewicht: 250,34 (freie Base)
 400.43 (Hydrogentartrat)

2.2 Wirkmechanismus von Exelon®

Exelon® ist ein hirnselektiver Acetylcholinesterase-Hemmer (AChE-Hemmer) vom Carbamat-Typ.[40,41] Es ist, wie Acetylcholin (ACh) selbst, ein Substrat der Acetylcholinesterase (AChE). Das katalytische Zentrum dieses Enzyms enthält mehrere Bindungsstellen, die sowohl beim Abbau des natürlichen Substrates ACh, als auch bei seiner Hemmung eine Rolle spielen.

Eine sogenannte anionische Bindungsstelle ist für das Erkennen des ACh oder der Hemmstoffe zuständig, während die Wechselwirkung mit einer zweiten Bindungsstelle, der Esterbindungsstelle, verantwortlich ist für die Spaltung von ACh. Dabei wird die AChE für eine sehr kurze Zeit (Mikrosekunden) acetyliert und sofort wieder hydrolysiert. Carbamate reagieren ähnlich wie ACh, aber mit dem Unterschied, daß ihre Bindung an der Esterase-Bindungsstelle zur Bildung eines über Stunden stabilen Komplexes führt. Carbamylierte AChE wird bedeutend langsamer hydrolysiert und reaktiviert als der acetylierte Komplex.

Diese sogenannte pseudo-irreversible Bindung verhindert die Hydrolyse von ACh über einen Zeitraum von ca. 10-12 Stunden. Deshalb werden nur verhältnismäßig niedrige Konzentrationen von Exelon® benötigt, um eine klinisch wirksame Hemmung zu erreichen. Eine Toleranzentwicklung in bezug auf die AChE-Hemmung oder erhöhte Verfügbarkeit von ACh im Gehirn von Versuchstieren wurde in Langzeitstudien nicht beobachtet.[40]

Das Abbauprodukt von Exelon® wird als pharmakologisch inaktiver phenolischer Metabolit (NAP 226-90) rasch über die Nieren ausgeschieden. Die Gefahr einer Organbelastung oder von Interaktionen mit dem Abbau anderer Substanzen in der Leber ist deshalb gering.

In vitro zeigte Exelon® keine Affinität zu muskarinischen, α- und ß-adrenergen, dopaminergen, serotoninergen und opioiden Rezeptoren.

2.3 Hirnselektivität von Exelon®

Im Tierversuch wurde nach oraler Verabreichung von Exelon® eine 80%ige Hemmung von Acetylcholinesterase im Gehirn erreicht bei gleichzeitig nur geringer peripherer Aktivität. Es konnte außerdem eine größere Aktivität im Kortex und Hippocampus gegenüber Corpus striatum und Pons nachgewiesen werden. Die Selektivität von Exelon® für das Gehirn gegenüber der Peripherie wurde kürzlich durch eine Studie über die Acetylcholinesterase-Hemmung im Liquor von Alzheimer-Patienten bestätigt.[59]

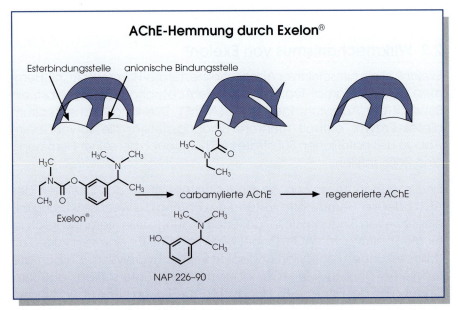

Abb. 6

3. Klinische Pharmakokinetik

3.1 Resorption und Bioverfügbarkeit

3.2 Verteilung

3.3 Metabolismus

3.4 Elimination

3.5 Pharmakokinetik in besonderen klinischen Situationen

3.5.1 Pharmakokinetik bei älteren Patienten

3.5.2 Pharmakokinetik bei Patienten mit eingeschränkter Leberfunktion

3.5.3 Pharmakokinetik bei Patienten mit eingeschränkter Nierenfunktion

3. Klinische Pharmakokinetik

> **Zusammenfassung**
>
> **Die wichtigsten pharmakokinetischen Eigenschaften von Exelon® sind:**
>
> - schnelle und vollständige Resorption
> - mit steigender Dosis zunehmende Bioverfügbarkeit
> - Steigerung der Bioverfügbarkeit durch Verabreichung mit den Mahlzeiten um ca. 30 %[35,42]
> - hohe interindividuelle Variabilität der Bioverfügbarkeit
> - niedrige Plasmaproteinbindung
> - gute Blut-Hirn-Schrankengängigkeit
> - Inaktivierung bereits im Gehirn durch Spaltung in ein Phenolprodukt
> - rasche renale Elimination des Spaltproduktes
> - geringe Beteiligung von Cytochrom P450 Isoenzymen am Abbau von Exelon®
> - keine bekannten Arzneimittelinteraktionen
> - keine Akkumulation

3.1 Resorption und Bioverfügbarkeit

Exelon® wird nach oraler Verabreichung einer Einmaldosis rasch und fast vollständig resorbiert. Bei pharmakokinetischen Studien an gesunden Kontrollpersonen betrug die Resorption 96%, die Resorptions-Halbwertszeit lag bei 0,17-0,19 h. Maximale Plasmakonzentrationen wurden nach etwa einer Stunde erreicht (t_{max} = 0,8-1,2 h). Die AUC (AUC = Area under the curve = Fläche unter der Kurve des Plasmaspiegels im Zeitverlauf) weist starke interindividuelle Schwankungen auf und hängt von Körpergröße und -gewicht ab. Ein kleiner Patient (40 kg Körpergewicht, 150 cm Körpergröße) erreicht mit der gleichen Dosis 2-3mal höhere AUC-Werte als ein 190 cm großer Patient mit einem Körpergewicht von 90 kg. Als Folge der Wechselwirkung von Exelon® mit dem Zielenzym steigt die Bioverfügbarkeit ungefähr um den Faktor 2,5 stärker an, als sich aufgrund einer entsprechenden Dosiserhöhung erwarten ließe.

Die intraindividuelle Variabilität der pharmakokinetischen Parameter beträgt rund 20% (Variabilitätskoeffizient für AUC=22,7% und für C_{max}=18,2%).

Die absolute Bioverfügbarkeit von Exelon® steigt mit der Höhe der verabreichten Dosis, was für einen sättigbaren first-pass-Metabolismus spricht. Nach Gabe von 1 mg beträgt sie 3%, bei 2,5 mg 11% und bei 3 mg 35,5%.

Die Einnahme zusammen mit einer Mahlzeit erhöht die Resorption von Exelon®. Bei gesunden Probanden stiegen die AUC-Werte nach Gabe von 1 mg um 39%, und um 23% nach 3 mg. Die Resorptionsgeschwindigkeit wird gleichzeitig um das 2,8-3,5fache reduziert. Nach Einmalgabe von z.B. 1 mg Exelon® (nüchtern) wird die maximale Plasmakonzentration (C_{max}) nach 0,78 ± 0,30 h, zusammen mit Nahrung erst nach 2,16 ± 0,75 h erreicht. Daher wird empfohlen, Exelon® zusammen mit einer Mahlzeit einzunehmen.

■ **Die individuelle Dosierungsmöglichkeit von Exelon® bietet optimierte Wirksamkeit und Verträglichkeit.**

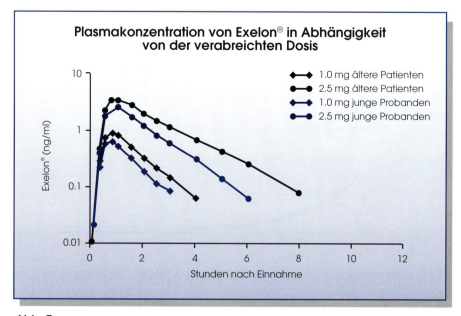

Abb. 7

3.2 Verteilung

Exelon® wird nur zu etwa 40% an Plasmaproteine gebunden. Die Blut/Plasma-Relation beträgt 0,8-0,9, wobei 40-50% der Substanz, unabhängig von der Dosis, erythrozytär gebunden sind. Nach intravenöser Gabe beträgt das geschätzte Verteilungsvolumen 1,8-2,7 l/kg. Dies spricht für eine Umverteilung von Exelon® in den Extravaskulärraum und trifft ebenso auf das decarbamylierte Spaltprodukt NAP 226-90 zu.[35, 42, 43, 44]

Die Blut-Hirn-Schrankengängigkeit von Exelon® ist gut. Bei Ratten lag die Aufnahme von Exelon® in das Gehirn bei 70%, die des Abbauproduktes

■ Exelon® wird über die Blut-Hirn-Schranke gut in das Gehirn aufgenommen.

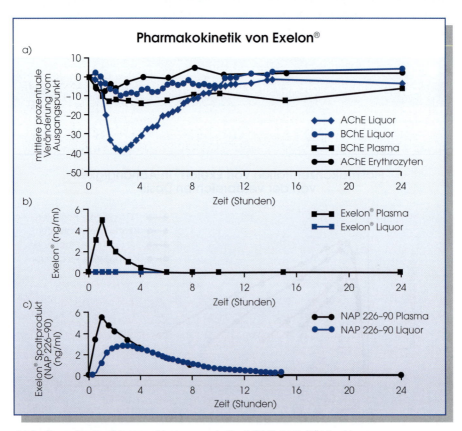

Abb. 8 a. Exelon® hemmt bevorzugt die AChE-Aktivität im Liquor
b, c. Die Hemmung der AChE hält über den Zeitraum hinaus an, in dem Exelon® und das Spaltprodukt nachgewiesen werden können.

NAP 226-90 dagegen nur bei 19 %. Bei gesunden Probanden konnte nach Gabe einer 3 mg Einmaldosis im Liquor kein Exelon® selbst, sondern nur das Abbauprodukt NAP 226-90 nachgewiesen werden. Dennoch konnte gezeigt werden, daß die Aktivität der AChE im Liquor über mehrere Stunden gehemmt wird, Exelon® also tatsächlich seinen Wirkort erreicht (Abbildung 8).[35, 42, 43, 44]

3.3 Metabolismus

Exelon® wird rasch und vollständig zu einem decarbamylierten Metaboliten (NAP 226-90) hydrolysiert. Die Plasma-Halbwertszeit ($t_{1/2}$) beträgt 1-2 h. Der Effekt einer Einmaldosis auf die AChE läßt sich jedoch über einen Zeitraum von etwa 10 Stunden nachweisen (Abbildung 8). Der Metabolit besitzt eine Plasma-Halbwertszeit von etwa 1 h und hat in vitro eine sehr geringfügige Hemmwirkung (< 10 % der Exelon®-Aktivität).

> ■ Im Gegensatz zur Hemmwirkung auf die AChE ist die Plasma-Halbwertszeit von Exelon® kurz. Dadurch sinkt die Wahrscheinlichkeit von Arzneimittelinteraktionen.

In vitro- und tierexperimentelle Untersuchungen zeigen nur eine sehr geringe Beteiligung der Cytochrom-P450-Isoenzyme an der Metabolisierung von Exelon®. Arzneimittelwechselwirkungen zwischen Exelon® und anderen Medikamenten, welche durch das Cytochrom P450-System metabolisiert werden, sind deshalb nicht zu erwarten. *In-vitro*-Studien zeigten, daß keine pharmakokinetischen Wechselwirkungen mit Pharmaka zu erwarten sind, die durch die folgenden P450-Isoenzymsysteme inaktiviert werden: CYP1A2, CYP2D6, CYP3A4/5, CYP2E1, CYP2C9, CYP2C8 und CYP2C19.

> ■ Exelon® wird nicht durch Cytochrom P450 Isoenzyme abgebaut. Dies ist gerade bei älteren Patienten, die oft zusätzlich mit anderen Medikamenten behandelt werden, zur Vermeidung von Arzneimittelinteraktionen von Vorteil.

KLINISCHE PHARMAKOKINETIK

3.4 Elimination

Die Plasma-Halbwertszeit von Exelon® beträgt für eine Dosis von 3 mg etwa eine Stunde. Die Ausscheidung erfolgt renal hauptsächlich nach Abbau zu seinem Metabolit (NAP 226-90). Unverändertes Exelon® läßt sich im Urin nicht nachweisen. Nach Gabe von radioaktiv markiertem ^{14}C-Rivastigmin fand sich eine rasche und innerhalb von 24 Stunden fast vollständige (>90%) renale Elimination. Weniger als 1% der verabreichten Dosis wird mit den Faeces ausgeschieden. Mit der empfohlenen zweimal täglichen Einnahme kommt es zu keiner Kumulation von Exelon® und seines decarbamylierten Metaboliten. Die "steady-state"-Konzentration wird bereits mit der zweiten Dosis, d.h. nach einem Tag, erreicht.

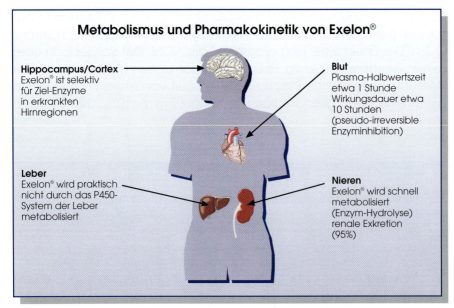

Abb. 9

3.5 Pharmakokinetik in besonderen klinischen Situationen

3.5.1 Pharmakokinetik bei älteren Patienten

Bei älteren Menschen wurde eine etwas langsamere Resorption und Ausscheidung von Exelon® im Vergleich zu jungen Probanden gefunden. Maximale Plasmakonzentrationen wurden nach 1-2 Stunden gemessen.[35, 42, 43, 44]

Während die Bioverfügbarkeit von Exelon® bei älteren Menschen höher ist als bei jüngeren Probanden, zeigten Studien mit Alzheimer-Patienten im Alter zwischen 50 und 92 Jahren diesbezüglich keine altersabhängige Veränderung (Abbildung 7).

■ Die AChE-Aktivität normalisiert sich nach Absetzen von Exelon® innerhalb von 24 Stunden. Dies ist von Vorteil in Notsituationen bzw. bei entsprechender Akuttherapie.

3.5.2 Pharmakokinetik bei Patienten mit eingeschränkter Leberfunktion

Bei Untersuchungen der Pharmakokinetik von Exelon® und seines wichtigsten Spaltprodukts (NAP 226-90) an Patienten mit Leberzirrhose fanden sich um das 2,3fache höhere bzw. um das 0,8fache niedrigere AUC-Werte von Exelon® und des Spaltprodukts im Vergleich zu gesunden Kontrollpersonen. Dies deutet darauf hin, daß die Metabolisierung von Exelon® bei eingeschränkter Leberfunktion leicht reduziert ist.

Spezielle Dosierungsempfehlungen bei Patienten mit Leberschädigung sind nicht erforderlich. Patienten mit stark eingeschränkter Leberfunktion wurden nicht untersucht.[42-45]

3.5.3 Pharmakokinetik bei Patienten mit eingeschränkter Nierenfunktion

Bei Patienten mit leicht bis mäßig eingeschränkter Nierenfunktion fanden sich nach Gabe von Exelon® mehr als doppelt so hohe AUC-Werte im Vergleich zu gesunden Kontrollpersonen. Spezielle Dosierungsempfehlungen sind bei diesen Patienten nicht erforderlich, das allgemeine Dosierungsschema sollte jedoch genau eingehalten werden. Bei Patienten mit schwerer Nierenschädigung ergaben sich im Vergleich zu Gesunden geringe Veränderungen der AUC-Werte (20 %).[42-45]

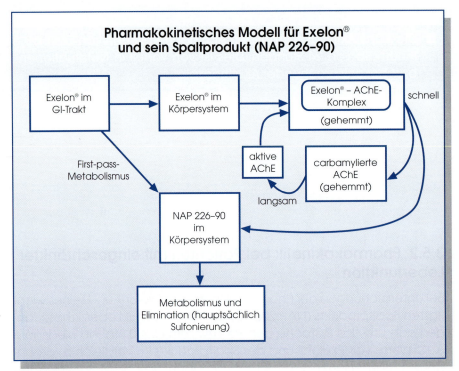

Abb. 10

4. Klinische Wirksamkeit von Exelon®
4.1 Überblick über die klinischen Studien
4.1.1 Phase-I- und -II-Studien
4.1.2 Das ADENA-Studienprogramm
4.2 Instrumente zur Beurteilung der Wirksamkeit
4.2.1 ADAS-Cog
4.2.2 CIBIC-Plus
4.2.3 PDS
4.3 Der therapeutische Effekt von Exelon®
4.3.1 Die Behandlungsziele bei der Alzheimer-Krankheit
4.3.1.1 Kognitive Leistungen
4.3.1.2 Aktivitäten des täglichen Lebens (ADL)
4.3.1.3 Klinisches Gesamturteil
4.4 Das ADENA Programm: Wirksamkeitsnachweis von Exelon® in Phase-III-Studien
4.4.1 Responderanalysen
4.4.2 Wirkung von Exelon® auf kognitive Leistungen
4.4.3 Wirkung von Exelon® auf die Alltagskompetenz
4.4.4 Wirkung von Exelon® auf das klinische Gesamturteil
4.4.5 Wirkung von Exelon® auf den Schweregrad der Erkrankung und das Krankheitsstadium
4.4.6 Analyse der Gesamtdaten von ADENA 1, 2 und 3 (B351, B352, B303)
4.4.7 Die Langzeitwirkung von Exelon®
4.4.8 Wirkungseintritt der Behandlung

4. Klinische Wirksamkeit von Exelon®

4.1 Überblick über die klinischen Studien

Exelon® wurde und wird im umfangreichsten klinischen Prüfprogramm, das je mit einem Medikament zur Demenz-Behandlung durchgeführt wurde, auf seine Wirksamkeit und Verträglichkeit untersucht. Während der klinischen Entwicklungsphase wurden insgesamt 39 Studien durchgeführt.

4.1.1 Phase-I- und -II-Studien

Die Studien der Phasen I und II umfaßten 17 klinisch-pharmakologische und 6 therapeutische Studien. Eine plazebokontrollierte Studie der Phase II (B103) zeigte, daß 2 Einzeldosen von 2 mg täglich nur minimal wirksam waren, während eine Dosis von 2 x 3 mg täglich zu einer signifikanten Verbesserung im klinischen Gesamturteil und der psychometrischen Parameter führte. In 2 MTD-Studien (MTD = Maximum tolerated dose; B104 und B105) wurden dann höhere Dosierungen geprüft (bis 12 mg/Tag), die gut vertragen wurden.

4.1.2 Das ADENA-Studienprogramm

Zusammenfassung

Das ADENA-Programm ist das bisher größte für eine neue Alzheimer-Therapie international durchgeführte Studienprogramm. Bei der Planung des ADENA-Programms zur Prüfung der Wirksamkeit und Sicherheit von Exelon® wurde, in Abstimmung mit den Zulassungsbehörden in 9 Ländern, darauf geachtet, die Mängel früherer Alzheimer-Studien nicht zu wiederholen bzw. neue Standards zu setzen:
Mängel früherer Alzheimer-Studien waren u.a.:

- restriktive Einschlußkriterien und dadurch nicht repräsentative AD-Population
- kleine Patientenzahlen
- kurze Behandlungsdauer
- ungeeignete Testmethoden mit unzulänglichen Informationen über die Alltagstauglichkeit (ADL) der Alzheimer-Patienten
- Fehlen globaler Studien
- Fehlen einer koordinierten Schulung der beteiligten klinischen Prüfer
- fehlende Beurteilung der klinischen Relevanz der beobachteten Veränderungen

Durch Entwicklung eines Studiendesigns in internationaler Abstimmung mit Gesundheitsbehörden, Medizinern aller betreffenden Disziplinen und Pflegepersonen, wurden diese Defizite von vornherein vermieden:

- Das Studiendesign besteht aus vier Einzelstudien, die in den USA, Kanada, Europa, Südafrika und Australien (mehr als 100 Zentren in 10 Ländern und 4 Sprachen) durchgeführt wurden.
- Es handelte sich um doppelblinde, plazebokontrollierte Studien, mit einer Dauer von 6 Monaten und der Möglichkeit einer offenen Weiterbehandlung.
- Alle Studien verwendeten die gleichen Ergebnisparameter
- Es wurden 3300 Patienten mit wahrscheinlicher DAT aus dem klinischen Alltag rekrutiert:
  - Durchschnittsalter: 73 Jahre (keine obere Altersgrenze)
  - über 85 % litten an weiteren Erkrankungen.
  - 73 % erhielten mindestens eine Begleitmedikation.
  - Fast alle Patienten lebten in ihrer häuslichen Umgebung. [44, 45]
- Um die größtmögliche Sicherheit der Patienten zu garantieren, wurde eigens eine unabhängige, internationale Kommission zur Überwachung der Sicherheit der an den Studien teilnehmenden Patienten geschaffen.
- Das Programm wird mit Patienten, die Exelon® nach 26 Behandlungswochen weiter einnehmen wollten, zur Prüfung der Langzeitwirksamkeit und -sicherheit von Exelon® weitergeführt.

Das sogenannte ADENA-Studienprogramm (Alzheimer's Disease Treatment with ENA 713) umfaßte 16 Phase-III-Studien, davon 8 Therapiestudien, und wurde in Absprache mit den Gesundheitsbehörden mehrerer europäischer und nordamerikanischer Länder geplant.[35] Mehr als 3.300 Patienten nahmen an 120 Zentren in 10 verschiedenen Ländern an den Studien teil. Tabelle 9 gibt einen Überblick über die durchgeführten Therapiestudien.

Tabelle 9: Zusammenfassung der ADENA-Therapiestudien

Studie	Typ	Ort	Anzahl der Zentren	Behandlungsgruppen	Zahl der Patienten
ADENA 1 (B351)	feste Dosis	USA	14	3 mg/Tag 6 mg/Tag 9 mg/Tag Plazebo	n = 701
ADENA 2 (B352)	nicht überlappende Dosisbereiche	USA	22	1-4 mg/Tag 6-12 mg/Tag Plazebo	n = 699
ADENA 3 (B303)	nicht überlappende Dosisbereiche	Österreich, Kanada, Frankreich, Deutschland, Schweiz, USA	44	1-4 mg/Tag 6-12 mg/Tag Plazebo	n = 725
ADENA 4 (B304)	optimale Dosis	Australien, Kanada, Italien, Südafrika, UK	38	2-12 mg/Tag Plazebo	n = 678
ADENA 5 (B353)	Fortsetzung von B352	USA	36	2-12 mg/Tag	n = 1058
ADENA 6 (B305)	Fortsetzung von B303	Österreich, Australien, Kanada, Deutschland, Frankreich, Schweiz, USA	77	2-12 mg/Tag	n = 957
ADENA 7 (B354)	Titration	USA	15	3-12 mg/Tag	n = 15
ADENA 8 (B355)	Titration	Australien, Kanada, Italien, Südafrika, UK	29	3-12 mg/Tag	n = 548

Zwei der 8 Studien zur klinischen Pharmakologie wurden mit speziellen Patientengruppen (Patienten mit Leber- bzw. Niereninsuffizienz) durchgeführt. In 4 Studien wurden Wechselwirkungen mit anderen Medikamenten und in 2 Studien wurde die Acetylcholinesterase-Hemmung im Liquor von Alzheimer-Patienten in Abhängigkeit von der Dosis untersucht.

Die kontrollierten Phase-III-Studien galten vor allem der Wirksamkeit und Sicherheit von Exelon® bei Verwendung unterschiedlicher Dosierungen. Die Studien B351, B352, B303 und B304 hatten sämtlich ein prospektives, randomisiertes, multizentrisches, doppelblindes und plazebokontrolliertes Studiendesign und waren auf einen Zeitraum von 26 Wochen angelegt. Die Teilnehmer waren mindestens 50 Jahre alt, lebten in der Regel zu Hause und erfüllten die DSM-IV- und NINCDS-ADRDA-Kriterien für eine Demenz vom Alzheimer-Typ. Der MMST-Score (Mini Mental Status Test) betrug zwischen 26 und 10, was einer leicht bis mittelschwer ausgeprägten Demenz entspricht.

In das ADENA-Programm wurden Patienten mit einem weiten Spektrum von Begleiterkrankungen und entsprechender medikamentöser Behandlung aufgenommen. Nur Patienten mit schweren oder instabilen kardiovaskulären und respiratorischen sowie Leber- und Nierenerkrankungen wurden von der Studienteilnahme ausgeschlossen. Potentiell organtoxische und psychotrope Medikamente waren, letztere wegen möglicher Effekte auf kognitive Leistungen, für die Dauer der Studie nicht erlaubt.[45-47] Die Studienpopulation spiegelte so weitgehend den klinischen Alltag wider.

Innerhalb einer 7-12 wöchigen Einstellungsphase zu Beginn der Studie wurden die Patienten mit Exelon® auf eine Erhaltungsdosis von 1-12 mg/Tag eingestellt. Im Unterschied zur Erhaltungsphase (Wochen 13-26), in der sowohl Dosisreduktionen, als auch -erhöhungen möglich waren, wurden während der Einstellungsphase keine Dosisreduktionen erlaubt. Vorgesehene bzw. bei Verträglichkeitsstörungen erlaubte Maßnahmen waren Medikamentenpausen (bis zu 3 aufeinanderfolgende Dosen) und die vorübergehende Einnahme eines Antiemetikums. Am Ende der 26-Wochen-Doppelblindphase wurde allen Patienten angeboten, an einer offenen (d.h. nicht plazebokontrollierten) Fortsetzungsstudie teilzunehmen.

KLINISCHE WIRKSAMKEIT VON EXELON®

Die Wirksamkeit von Exelon® im ADENA-Programm wurde nach 12, 18 und 26 Behandlungswochen beurteilt. Die zur Beurteilung der Wirksamkeit eingesetzten Instrumente wurden im internationalen Konsens der Gesundheitsbehörden von Kanada, Frankreich, Deutschland, Großbritannien und den USA festgelegt.[43, 48, 49]

> **Besondere Merkmale des ADENA-Programms**
> - Einschluß von Patienten ohne Altersbegrenzung nach oben
> - Einschluß von Patienten mit unterschiedlichsten Begleiterkrankungen
> - Weitgehend unbeschränkter Einsatz anderer Arzneimittel
> - Einschluß einer für die klinische Praxis repräsentativen Patientengruppe[47]

4.2 Instrumente zur Beurteilung der Wirksamkeit

Die Wirksamkeit eines Medikaments zur Behandlung der Demenz läßt sich nicht anhand von physikalischen Meßgrößen wie Blutdruckwerten oder Laborparametern objektivieren. Bei einer Demenz stellen positive Veränderungen oder auch der Erhalt der kognitiven Leistungsfähigkeit, des Verhaltens und der Fähigkeit, Tätigkeiten des täglichen Lebens auszuführen, einen Behandlungserfolg dar. Dafür wurden spezielle psychologische, neuropsychologische und klinische Instrumente entwickelt, die bei der klinischen Prüfung von Demenz-Medikamenten eingesetzt werden.

Folgende Erfolgsparameter wurden verwendet:

- **A**lzheimer's **D**isease **A**ssessment **S**cale – **Cog**nitive Subscale (ADAS-Cog) zur Beurteilung kognitiver Funktionen [50]
- **C**linician **I**nterview-**B**ased **I**mpression of **C**hange **plus** caregiver information (CIBIC-Plus) zur Globalbeurteilung der klinisch relevanten Veränderungen [51]
- **P**rogressive **D**eterioration **S**cale (PDS), um die Auswirkungen auf die Aktivitäten des täglichen Lebens zu erfassen [52]

Als weitere (sekundäre) Wirksamkeitskriterien wurden der **M**ini **M**ental **S**tatus **T**est (MMST) und die **G**lobal **D**eterioration **S**cale (GDS) zur Beurteilung des Schweregrads der Erkrankung herangezogen.[53, 54]

4.2.1 ADAS-Cog

Die ADAS-Cog ist eine Testbatterie zur Überprüfung diverser kognitiver Funktionen, wie Aufmerksamkeit, Lernen, Gedächtnis und Sprache. Die Testdurchführung beträgt ca. 45 Minuten. Die erreichbare Punktzahl liegt zwischen 0 und 70, wobei 70 eine maximale Beeinträchtigung der kognitiven Funktionen bedeutet. Beim nichtbehandelten Alzheimer-Patienten verschlechtert, also erhöht sich die Punktzahl pro Jahr um etwa 10 Punkte.

4.2.2 CIBIC-Plus

Beim CIBIC-Plus beurteilt ein erfahrener Kliniker den Effekt der Behandlung aufgrund getrennter Interviews mit dem Patienten und seinem nächsten Angehörigen oder Betreuer. Der CIBIC-Plus berücksichtigt die Bereiche Kognition, Verhalten und Kompetenz im Alltag. Das Ausmaß der Veränderung gegenüber dem Ausgangswert wird mittels einer 7-Punkte-Skala quantifiziert. Im ADENA-Studienprogramm war der CIBIC-Plus-Untersucher nicht informiert über die Resultate in den anderen Testverfahren (v.a. ADAS-Cog), um eine unabhängige Beurteilung zu gewährleisten.

4.2.3 PDS

Die PDS besteht aus 29 Items zur Beurteilung der Fähigkeit des Patienten, bestimmte Aktivitäten des täglichen Lebens durchzuführen, wie z.B. sich Anziehen, Waschen, Essen, Autofahren, Gebrauch von Werkzeug, Haushaltsarbeiten, Einkaufen, aber auch Fähigkeiten wie das Ausfüllen eines Schecks, mit Geld umgehen, Teilnahme an einer Diskussion usw.. Die Beurteilung dieser Fähigkeiten erfolgt durch den betreuenden Angehörigen. Die erreichbare Punktzahl liegt zwischen 0 bis 100.

4.3 Der therapeutische Effekt von Exelon®

Zusammenfassung

- Prospektive Untersuchungen der Behandlung mit Exelon® über einen Zeitraum von 6 Monaten belegen einen günstigen Effekt auf:
  - kognitive Leistungen
  - Aktivitäten des täglichen Lebens
  - klinische Gesamtbeurteilung [43-45]

- Diese Wirkungen zeigen sich in den Einzelstudien und der Gesamtanalyse der im Rahmen des ADENA-Programms erhobenen Daten.[42-45, 48]

- Die mit Exelon® behandelten Patienten zeigen gegenüber unbehandelten Patienten – angesichts des sonst chronisch progredienten Verlaufs der DAT – eine Stabilisierung bzw. signifikant geringere Verschlechterung ihrer Leistungsfähigkeit am Ende einer 6monatigen Behandlung.

- Bei Patienten, die mit Exelon® 6-12 mg/Tag behandelt wurden, war außerdem eine klinisch bedeutsame Besserung in den obengenannten drei Bereichen zu beobachten:[43,45]

- 25 % zeigten eine signifikante Besserung ($p < 0.001$) im Bereich der Kognition (ADAS-Cog-Besserung um > 4 Punkte)[43, 44]

- 30 % zeigten eine signifikante Besserung ($p < 0.001$) bei Aktivitäten des täglichen Lebens (PDS Besserung um >10 %)[43, 44]

- 32 % zeigten eine signifikante Besserung ($p < 0.001$) in der klinischen Gesamtbeurteilung (CIBIC-Plus-Index von 1, 2 oder 3)[43,44]

4.3.1 Die Behandlungsziele bei der Alzheimer-Krankheit

Die DAT geht mit einem progredienten Verlust kognitiver Fähigkeiten und funktioneller Fertigkeiten einher. Im Verlauf der Erkrankung führen die kognitiven Beeinträchtigungen auch zu Einschränkungen bei der Erledigung von komplexen Alltagsaufgaben wie Telefonieren oder Einkaufen (sog. Aktivitäten des täglichen Lebens oder Activities of Daily Living (ADL)). Schließlich geht auch die Fähigkeit zur Erledigung einfachster Tätigkeiten wie Anziehen, Körperpflege und Waschen verloren.

Das Ziel einer medikamentösen Behandlung ist es daher, die kognitiven Fähigkeiten solange wie möglich aufrechtzuerhalten und die Alltagskompetenz der Patienten zu erhalten. Hierdurch kann eine Entlastung für Patienten und Pflegepersonen erreicht und der Bedarf einer institutionellen Pflege verzögert werden (Abbildung 11).

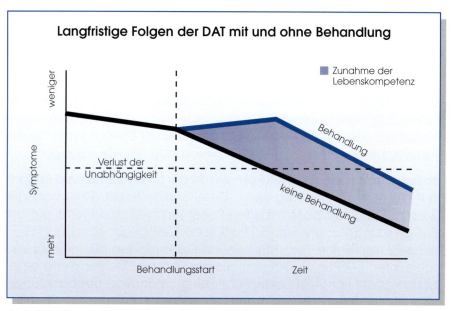

Abb. 11   Aus: Feldman H und Gracon S, 1996[60]

4.3.1.1 Kognitive Leistungen

In der sechsmonatigen US-Studie (Studie B352) mit Exelon® wurde der bisher stärkste Effekt eines AChE-Hemmers auf die kognitive Leistungsfähigkeit (ADAS-Cog) von Demenzpatienten beobachtet.[27, 35, 42, 55]

Im Vergleich zur durchschnittlichen jährlichen Verschlechterung um 7-11 Punkte auf der ADAS-Cog-Skala[61, 62], fand sich in der mit Exelon® 6-12 mg/Tag behandelten Patientengruppe keine Verschlechterung, sondern sogar eine Besserung um ~1 Punkt. Bei den Plazebopatienten zeigte sich über den 6-Monats-Zeitraum eine Verschlechterung im ADAS-Cog um 4,15 Punkte, so daß die Differenz zwischen der Punktezahl der mit 6-12 mg/Tag Exelon® behandelten Patienten und den Plazebopatienten ~ 5 Punkte (B352 - observed cases Analyse (OC)) betrug.

Dieser Effekt entspricht etwa einer mindestens sechsmonatigen Verzögerung der kognitiven Verschlechterung bei Patienten mit rasch progredientem Verlauf. Die positive Wirkung von Exelon® auf kognitive Funktionen war auf allen Unterskalen des ADAS-Cog erkennbar.[42-45]

> ■ Der Effekt der Exelon®-Behandlung auf die kognitive Leistungsfähigkeit betrug in der sechsmonatigen US-Studie fast 5 Punkte. Dies entspricht einer Verzögerung des kognitiven Abbaus um mindestens 6 Monate.[43]

4.3.1.2 Aktivitäten des täglichen Lebens (ADL)

Die zunehmenden Leistungsbeeinträchtigungen im Verlauf der DAT führen zum Nachlassen der Alltagskompetenz und dadurch zu einem Verlust der Selbständigkeit. Die Behandlung mit Exelon® kann die Alltagskompetenz erhalten und einen Rückgang der ADL verzögern.

Im Rahmen der klinischen Studien wurde der positive Effekt von Exelon® auf die ADL mit der Progressive Deterioration Scale (PDS) nachgewiesen. Bei plazebobehandelten Patienten fielen die Werte auf der PDS-Skala in 6 Monaten um 5,2 Punkte ab. Demgegenüber haben sich mit 6-12 mg Exelon® pro Tag behandelte Patienten nur minimal verschlechtert (~1 Punkt). Der sich aus der Differenz beider Werte ergebende Effekt von 4,2 Punkten über eine 6monatige Beobachtungsdauer ist als klinisch relevant zu werten. In der europäischen Studie B303 zeigten Patienten unter 6-12 mg Exelon® nach Studienende sogar eine leichte Verbesserung gegenüber dem Ausgangswert.

> ■ Die Behandlung mit Exelon® erhält die Alltagsfertigkeiten und verzögert die Verschlechterung der Aktivitäten des täglichen Lebens.

4.3.1.3 Klinisches Gesamturteil

Das klinische Gesamturteil, eine kombinierte Meßgröße zur klinischen Beurteilung von Kognition, Verhalten und Alltagskompetenz, ist ein Indikator für den Allgemeinzustand des Patienten. Die Ergebnisse beruhen auf der CIBIC-Plus-Untersuchung, in der sich der Prüfarzt einen klinischen Gesamteindruck über Veränderungen des Patienten in diesen Bereichen macht.

Die Studien des ADENA-Programms haben gezeigt, daß eine Behandlung mit Exelon® über 6 Monate das Fortschreiten der Symptome vermindert und die Verschlechterung in diesem Zeitraum zum Stillstand bringen kann, während sie bei unbehandelten Patienten weiter fortschreitet.[42-45]

Der therapeutische Bereich von Exelon® liegt zwischen 6-12 mg/Tag. Trotzdem zeigt sich Exelon® auch in einem Dosisbereich von 1-4 mg/Tag bereits als wirksam (vgl. B352).

Der therapeutische Effekt (d.h. die Differenz zwischen Wirkstoff und Plazebo), der Anteil der Responder (d.h. Patienten die eine klinisch signifikante Besserung unter Exelon® zeigten) und die günstige Wirkung auf die ADL, war jedoch im Dosisbereich von 6-12 mg/Tag am größten.[42-45]

4.4 Das ADENA-Programm: Wirksamkeitsnachweis von Exelon® in Phase-III-Studien

Zusammenfassung

- Unter Behandlung mit Exelon® wurden auch bei Anlegen strenger Kriterien signifikant mehr Patienten als Responder eingestuft als unter Plazebo, wobei verschiedene Kriterien für ein Ansprechen auf die Behandlung verwendet wurden.

- Die Behandlung mit Exelon® brachte im ADENA-Programm auf allen fünf Beurteilungsskalen (ADAS-Cog, PDS, CIBIC-Plus, GDS, MMST) höhere Verbesserungsraten als Plazebo (Tabelle 10).

- Bei den meisten Parametern wurde die klinische Wirkung bereits ab der ersten Messung, d.h. in der 12. Behandlungswoche beobachtet und hielt über den gesamten Studienzeitraum an.

- Es wurde eine Dosis-Wirkungs-Relation beobachtet, wobei unter höheren Exelon®-Dosen (6-12 mg) eine größere Wirksamkeit beobachtet wurde.[35,42,45]

Tabelle 10. Wirksamkeitsergebnisse von Exelon® im ADENA-Programm

untersuchter Bereich	kognitive Leistung	Alltags-aktivitäten	klinisches Gesamturteil	Schweregrad	
Wirksamkeits-kriterium	ADAS-Cog	PDS	CIBIC-Plus	MMST	GDS
Untersucher	Psychologe/Arzt	Betreuer	Arzt	Psychologe	Psychologe Arzt
Studie					
B351	+			+	
B352	+	+	+	+	+
B303	+	+	+	+	+
Gepoolte Daten	+	+	+	+	+

+ Signifikanter Unterschied zwischen Behandlung mit Exelon® und Plazebo

4.4.1 Responderanalysen

Zur Effektivitätsprüfung von Exelon® wurden verschiedene Definitionen für ein Ansprechen auf die Behandlung (Response) angewendet. Einige Definitionen erfordern eine Verbesserung, andere eine Stabilisierung der Symptome im Vergleich zu den Ausgangsuntersuchungen oder eine geringere Verschlechterung im Vergleich zur Plazebobehandlung. Auch letztere kann bei einer chronisch progredienten Erkrankung durchaus eine Wirksamkeit anzeigen. Eine besonders stringente Definition erfordert klinisch signifikante Verbesserungen auf der ADAS-Cog, im CIBIC-Plus und auf der PDS.[42, 45]

Bei allen Definitionen überwogen die Responder unter Behandlung mit Exelon® 6-12 mg/Tag statistisch signifikant gegenüber den Respondern in der Plazebogruppe (Tabelle 10, Abbildung 12-16). Diese Ergebnisse zeigten, daß sich der therapeutische Effekt von Exelon® auf kognitive Fähigkeiten, das klinische Gesamturteil und die ADL erstreckt und sich nicht nur auf einen dieser Bereiche alleine beschränkt.[42]

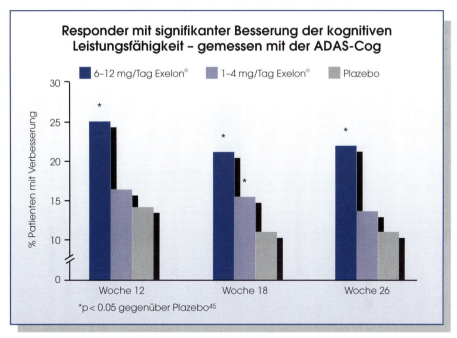

Abb. 12 [†]B352, B351, B303 Auswertung gepoolter Studienergebnisse, OC (observed cases)-Analsye; Besserung = ≥ 4 Punkte Abnahme der Punktzahl

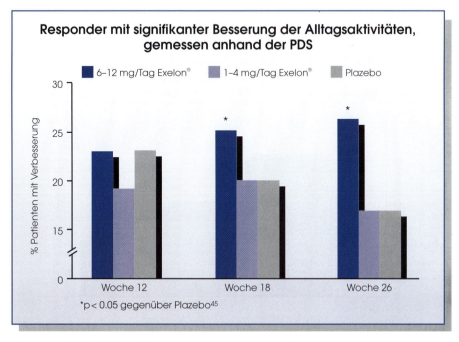

Abb. 13 [†]B352, B351, B303 Auswertung gepoolter Studienergebnisse, LOCF (last observation carried forward)-Analsye; Besserung = ≥ 10% Zunahme der Punktzahl

KLINISCHE WIRKSAMKEIT VON EXELON®

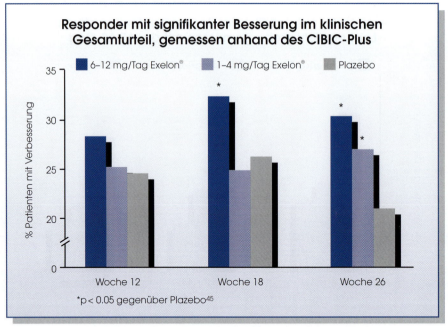

Abb. 14 †B352, B351, B303 Auswertung gepoolter Studienergebnisse, OC (observed cases)-Analsye; Besserung = Bewertung mit 1, 2 oder 3

Außerdem machen die Ergebnisse im ADAS-Cog deutlich, daß durch die Behandlung mit Exelon® die Geschwindigkeit des kognitiven Abbaus vermindert werden kann (Abbildung 15-16).[42, 45]

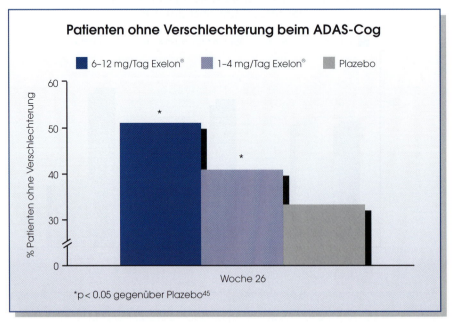

Abb. 15 † B352, B351, B303 Auswertung gepoolter Studienergebnisse, OC (observed cases)-Analsye

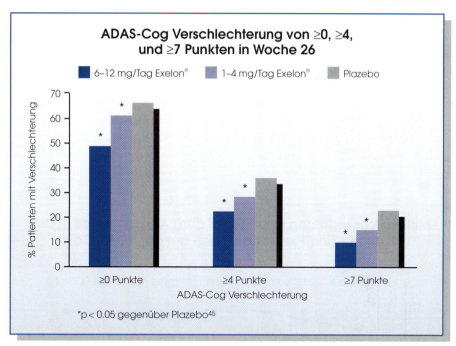

Abb. 16 † B352, B351, B303 Auswertung gepoolter Studienergebnisse, OC (observed cases)-Analsye

4.4.2 Wirkung von Exelon® auf kognitive Leistungen

In den 6-Monats-Studien zeigte sich unter Behandlung mit Exelon® ein statistisch signifikanter und klinisch relevanter Effekt auf die kognitive Leistungsfähigkeit bei Patienten mit leicht bis mäßig ausgeprägter DAT. Bei einzelnen Patienten zeigte sich sogar eine Verbesserung der Leistungen in diesem Bereich im Vergleich zur Ausgangsuntersuchung. Zu den Bereichen, in denen Verbesserungen beobachtet wurden, zählen verbale Fähigkeiten, freie Wortreproduktion, Wortwiedererkennung, Orientierung, Erinnern von Testanweisungen und Vorstellungsvermögen.[42-45]

Erwartungsgemäß trat bei plazebobehandelten Patienten im Verlauf der 6monatigen Studie eine stetige Verschlechterung ein. Bei den mit 6-12 mg/Tag Exelon® über sechs Monate behandelten Patienten zeigte sich am Ende des Behandlungszeitraums und zu allen Untersuchungszeitpunkten davor ein signifikant positiver Effekt der ADAS-

Cog-Punktezahl gegenüber den Ausgangswerten (p<0.05) und gegenüber Plazebo (p < 0.05) (Abbildung 17). Mit 1-4 mg/Tag Exelon® behandelte Patienten zeigten eine leichte Verschlechterung, d.h. Zunahme der ADAS-Cog-Punktezahl im Vergleich zum Ausgangswert. Das Ausmaß der Verschlechterung war jedoch geringer als in der Plazebogruppe. Ab der 18. Behandlungswoche waren die mittleren ADAS-Cog-Werte jedoch auch in dieser Untersuchungsgruppe signifikant besser (p<0.05) als in der Plazebogruppe.[42-45]

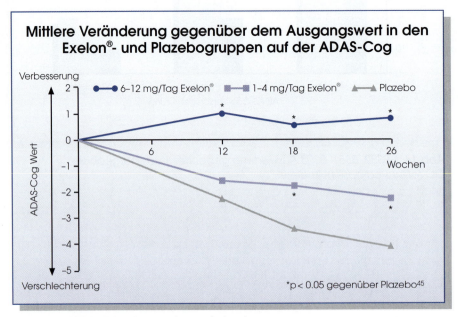

Abb.17 † B352 OC (observed cases)-Analsye

Weiterhin zeigte ein Viertel der mit Exelon® 6-12 mg/Tag behandelten, meist multimorbiden Patienten eine Verbesserung um mindestens 4 Punkte gegenüber dem Ausgangswert auf der ADAS-Cog (B352). Eine Verbesserung um 4 ADAS-Cog-Punkte entspricht einer deutlichen Verzögerung der Symptomverschlechterung. Längere Behandlungszeiträume könnten daher eine weitere Verzögerung der Krankheitsprogression bewirken (Abbildung 18, 19).

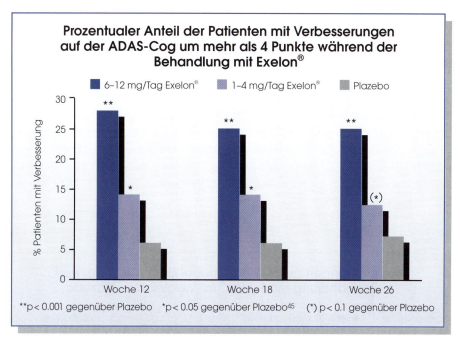

Abb. 18 † B352 OC (observed cases)-Analsye

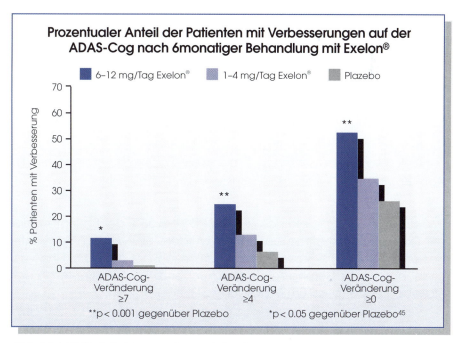

Abb. 19 † B352 OC (observed cases)-Analsye

4.4.3 Wirkung von Exelon® auf die Alltagskompetenz

Über den 6monatigen Untersuchungszeitraum der ADENA-Studien fielen die ADL-Werte in der Plazebogruppe kontinuierlich ab. Die mittlere Verschlechterung gegenüber dem Ausgangspunkt lag in der 26. Behandlungswoche bei 2,23 Punkten (B303) (Abbildung 20). Im Gegensatz dazu verbesserten sich die PDS-Werte der mit Exelon® 6-12 mg/Tag behandelten Gruppe und unterschieden sich am Ende der Studie signifikant von den Plazebowerten. Ähnliche Effekte wurden in der US-Studie (B352) beobachtet. Die Differenz zwischen den Werten der Exelon® 6-12 mg/Tag-Gruppe und Plazebo betrug in Woche 26 4,2 Punkte ($p < 0.05$).[42-45]

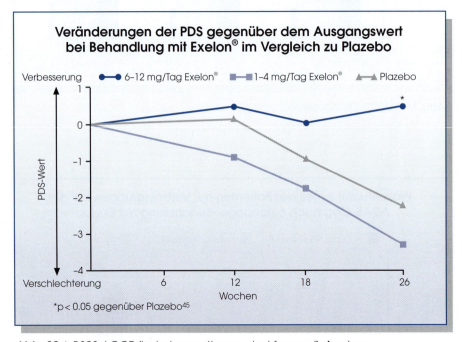

Abb. 20 † B303 LOCF (last observation carried forward)-Analsye

In der Studie B303 bildete sich auf der PDS bei 33 % der Patienten, die mit Exelon® 6-12 mg/Tag behandelt wurden, eine klinisch relevante Besserung ab (≥10 % Besserung der Punktezahl auf der PDS). Eine vergleichbare Verbesserung zeigte sich nur bei 20 % der Patienten in der Plazebogruppe ($p < 0.05$) (Abbildung 21).[42-45]

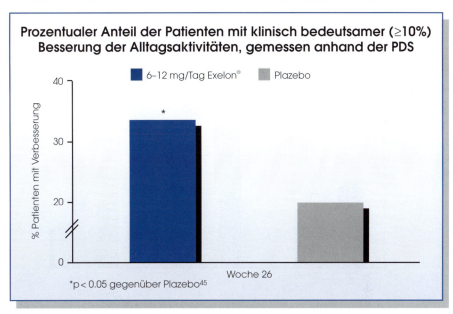

Abb. 21 † B303 LOCF (last observation carried forward)-Analsye

4.4.4 Wirkung von Exelon® auf das klinische Gesamturteil

Auch beim Vergleich der CIBIC-Plus-Werte über die einzelnen Untersuchungsgruppen zeigten sich signifikante Unterschiede zugunsten der mit Exelon® behandelten Patienten. Im CIBIC-Plus fanden sich Verbesserungen bei der Einschätzung kognitiver Funktionen, bei Konzentrationsfähigkeit und Kurzzeitgedächtnis sowie auf der Verhaltensebene bei Items wie z.B. „Wahnideen" und „sinnlosen Aktivitäten".[42-45]

In der US-Studie (Studie B352) wurde im Vergleich zu den Patienten unter Plazebo bei einem signifikant höheren Anteil (24 %) der mit Exelon® 6-12 mg/Tag behandelten Patienten nach 26 Behandlungswochen eine klinisch bedeutsame Verbesserung (CIBIC-Plus <4) (p<0.001) festgestellt (Abbildung 22). Die mittleren Werte der Plazebogruppe verschlechterten sich während des gesamten 26wöchigen Beobachtungszeitraums kontinuierlich gegenüber dem Ausgangswert, während die Werte der mit Exelon® behandelten Patienten gegenüber der Ausgangssituation entweder eine Verbesserung, Stabilisierung oder signifikant geringere Verschlechterung im Vergleich zur Plazebogruppe aufwiesen (Abbildung 23).[42-45]

KLINISCHE WIRKSAMKEIT VON EXELON®

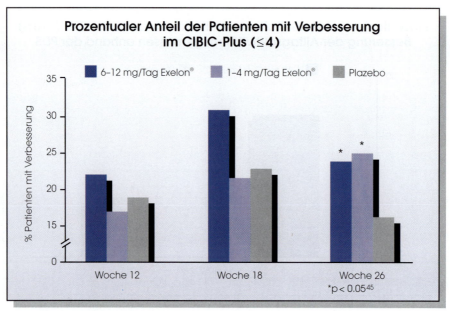

Abb. 22 † B352 OC (observed cases)-Analsye

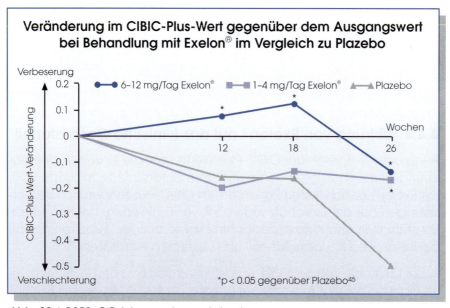

Abb. 23 † B352 OC (observed cases)-Analsye

4.4.5 Wirkung von Exelon® auf den Schweregrad der Erkrankung und das Krankheitsstadium

Bei beiden Verfahren zur Bestimmung des Schweregrads der Erkrankung, MMST und GDS, erzielten die mit Exelon® behandelten Patienten nach 6 Monaten signifikant bessere Ergebnisse als die Patienten unter

Plazebo (p < 0.05) (B352). Die Patienten der Plazebogruppe verschlechterten sich um 0,8 Punkte im MMST, während die mit Exelon® 6-12 mg/Tag behandelten Patienten sich gegenüber dem Ausgangswert um 0,3 Punkte verbesserten (Abbildung 24). In der GDS zeigten die Patienten unter Exelon® eine signifikant geringere Verschlechterung als die Patienten der Plazebogruppe (Abbildung 25).[42-45]

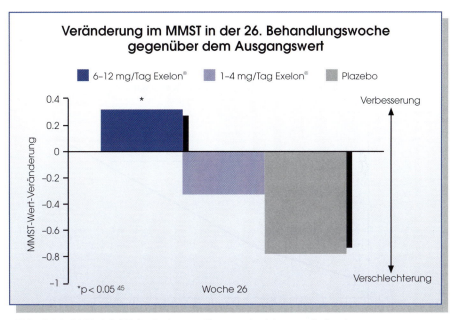

Abb. 24 † *B352 LOCF (last observation carried forward)-Analsye*

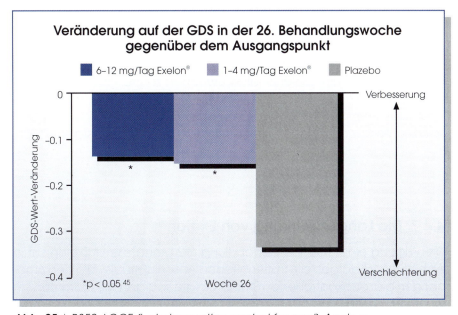

Abb. 25 † *B352 LOCF (last observation carried forward)-Analsye*

4.4.6 Analyse der Gesamtdaten von ADENA 1, 2 und 3 (B351, B352, B303)

Da in allen Phase-III-Studien die gleichen standardisierten Einschlußkriterien, Kontrollen, Kontrollzeitpunkte und Parameter verwendet wurden, konnten die Daten gemeinsam ausgewertet werden. Die Analyse der gepoolten Studien bestätigte die in den ADENA-Studien 2 (B352) und 3 (B303) erzielten Ergebnisse und zeigte eine deutliche Dosis-Wirkungs-Beziehung von Exelon® (siehe am Beispiel ADAS-Cog, Abbildung 26).

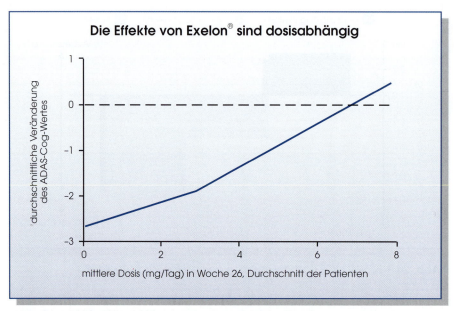

Abb. 26 † B352, B351, B303 Auswertung gepoolter Studienergebnisse [45]

Die Auswertung der Untersuchungergebnisse von ADAS-Cog, CIBIC-Plus und GDS nach 26 Behandlungswochen zeigte, daß sowohl eine Dosierung von 6-12 mg/Tag, als auch die Dosierung 1-4 mg/Tag signifikant wirksamer als Plazebo war. Auch bei PDS und MMST wurde eine signifikante Überlegenheit in der 6-12 mg/Tag-Gruppe festgestellt.[42-45]

4.4.7 Die Langzeitwirkung von Exelon®

Die Wirkung einer Langzeitbehandlung (12 Monate) mit Exelon® ist in Abbildung 27 dargestellt. In der offenen Anschlußstudie, die den 6monatigen plazebokontrollierten Studien folgte, wurden die Patienten sowohl der Plazebo- als auch der 1-4 mg/Tag-Gruppe auf die optimale Exelon®-Dosis eingestellt.

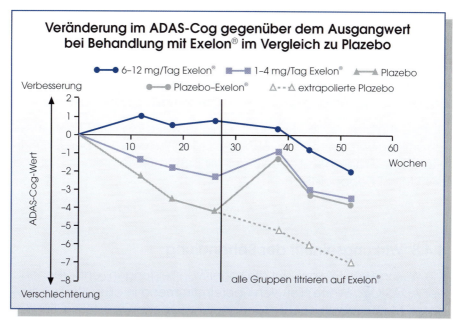

Abb. 27 † B352 OC (observed cases)-Analyse

Nach 6monatiger Behandlung zeigte die Gruppe unter Plazebo eine Verschlechterung der kognitiven Leistungsfähigkeit um 4 Punkte auf der ADAS-Cog im Vergleich zum Ausgangswert. Im Gegensatz dazu fand sich bei den Patienten, die während der ersten 6 Monate mit Exelon® 6-12 mg/Tag behandelt worden waren, eine Verbesserung um 1 Punkt auf der ADAS-Cog gegenüber dem Ausgangswert.

Nach 12 Monaten hätten sich die kognitiven Leistungen der Plazebogruppe erwartungsgemäß um bis zu 7 Punkte verschlechtern müssen. Nach Einleitung der Behandlung mit Exelon® zeigte die ursprüngliche Plazebogruppe jedoch eine Besserung, auf die eine Verschlechterung folgte.

In ähnlicher Weise zeigte die mit Exelon® 1-4 mg/Tag behandelte Gruppe, in der die Dosis auf bis max. 12 mg/Tag gesteigert werden konnte, eine anfängliche Besserung der kognitiven Leistungsfähigkeit, auf die eine Verschlechterung folgte. Allerdings blieb die kognitive Leistung nach Behandlung mit Exelon® in beiden Gruppen deutlich höher als ohne Behandlung zu erwarten gewesen wäre.

Die Langzeitwirksamkeit war in der mit Exelon® 6-12 mg/Tag behandelten Gruppe am deutlichsten. Die nach 6monatiger Behandlung im Vergleich zu Plazebo beobachtete 5-Punkte-Differenz auf der ADAS-Cog wurde auch nach einer Behandlungsdauer von 12 Monaten im Vergleich zur extrapolierten Verschlechterung der Plazebogruppe beobachtet. Die günstige Wirkung von Exelon® auf kognitive Funktionen hielt also im Vergleich zu Plazebo 12 Monate lang an.

Dieses Ergebnis kann als signifikante Verzögerung des kognitiven Abbaus von mehr als sechs Monaten unter Exelon®-Behandlung interpretiert werden. Noch wichtiger ist, daß mit Plazebo behandelte Patienten nach Einleitung einer Behandlung mit Exelon® immer noch eine Besserung zeigen. Diese ist jedoch nicht so ausgeprägt, wie bei den Patienten, die von Anfang an mit Exelon® 6-12 mg/Tag behandelt wurden.

Daraus ergibt sich, daß Exelon® möglicherweise ein Fortschreiten der Erkrankung verzögern kann. Ähnliche Ergebnisse wurden bei den Aktivitäten des täglichen Lebens, des klinischen Gesamteindrucks und dem MMST beobachtet.[63]

4.4.8 Wirkungseintritt der Behandlung

Die Wirkung von Exelon® auf die kognitiven Leistungen (entsprechend der ADAS-Cog-Werte) ließ sich übereinstimmend in allen Studien zum ersten Meßzeitpunkt nach 12 Behandlungswochen feststellen. Für das CIBIC-Plus und die PDS fand sich in der Studie B352 eine signifikante Wirkung vom 1. Meßzeitpunkt bis zum Ende der Studie, und in der Studie B303 nach 26 Behandlungswochen.

Tabelle 11. Zusammenfassung der Effekte einer Behandlung mit Exelon®

- Exelon® bewirkt eine klinisch bedeutsame Verbesserung der Kognition und des klinischen Gesamteindrucks bei Patienten mit Verdacht auf DAT.
- Exelon® trägt zur Aufrechterhaltung der Alltagsaktivitäten bei.
- 1-Jahres-Ergebnisse bestätigen die Effekte der 6-Monats-Studien Längerfristige Wirkungen von Exelon® werden derzeit in offenen Fortsetzungsstudien untersucht (2-Jahres-Daten).
- Der therapeutische Nutzen von Exelon® bestätigte sich sowohl in den Einzelstudien, als auch in der Auswertung der gesamten Studienergebnisse.

5. Klinische Sicherheit und Verträglichkeit von Exelon®

5.1 Sicherheitsprüfung beim Menschen

5.2 Schwere unerwünschte Ereignisse und Todesfälle

5.3 Verträglichkeit

5.3.1 Nebenwirkungen, die zum Ausscheiden aus den Studien führten

5.3.2 Laboruntersuchungen

5.3.3 EKG und Vitalzeichen

5.4 Langzeitsicherheit und Verträglichkeit von Exelon®

5.5 Toxikologie

5.6 Wechselwirkungen mit anderen Pharmaka

5. Klinische Sicherheit und Verträglichkeit von Exelon®

Zusammenfassung

- Die Sicherheit und Verträglichkeit von Exelon® wurde in international durchgeführten Phase-III-Studien an über 3300 Patienten genau untersucht.
- Die häufigsten mit Exelon® einhergehenden unerwünschten Nebenwirkungen waren typisch für AChE-Hemmer und hingen direkt mit der hirnselektiven Wirkung von Rivastigmin zusammen, z.B. Übelkeit und Erbrechen.
- Nebenwirkungen waren im allgemeinen vorübergehender Natur und von leichter bis mäßiger Intensität. Sie traten meist zu Behandlungsbeginn oder bei zu schneller bei Erhöhung der Dosierung auf.
- Die Häufigkeit schwerer unerwünschter Ereignisse befand sich auf Plazebo-Niveau.
- Peripher-induzierte Nebenwirkungen, wie kardiovaskuläre Wirkungen (z.B. Bradykardie) waren unter Exelon® nicht häufiger als unter Plazebo.
- Das günstige pharmakokinetische Profil von Exelon® führt zu einem geringen Risiko von Wechselwirkungen mit anderen Pharmaka. Eine bedeutsame Zunahme von interaktionsbedingten Nebenwirkungen ist daher unwahrscheinlich, wenn Exelon® mit anderen Medikamenten zusammen verabreicht wird.[47, 56]

- **Die Nebenwirkungen von Exelon® waren im allgemeinen leicht ausgeprägt und für die Klasse der AChE-Hemmer typisch.**

Zur Überwachung von Sicherheit und Verträglichkeit während der Studien des ADENA-Programms wurden bei allen Patienten neben der körperlichen Untersuchung auch Kontrollen von EKG und Vitalzeichen sowie Laboruntersuchungen durchgeführt.[49, 56]

5.1 Sicherheitsprüfung beim Menschen

Zusammenfassung

Die Sicherheit von Exelon® wurde bewertet durch:
- körperliche Untersuchungen
- Verlaufsbeurteilung durch die Patienten, Prüfärzte, Betreuungs- und Pflegepersonen
- Erfassung von Todesfällen
- Erfassung von unerwünschten Ereignissen
- Körpergewichtskontrollen
- Laborwertkontrollen (Leberfunktion, klinische Chemie, Urinuntersuchungen und Hämatologie)
- EKG und Vitalzeichen [45, 47, 56]

- Die Sicherheit von Exelon® wurde an einer Patienten-Population getestet, die durch hohe Komorbidität und die gleichzeitige Verabreichung vieler Arzneimittel gekennzeichnet war.

Die Beurteilung der Sicherheit und Verträglichkeit von Exelon® stützt sich auf Daten von mehr als 3300 Personen. Über 85 % der Patienten litten zusätzlich zur DAT an weiteren Erkrankungen. 32 % der Begleiterkrankungen betrafen das Herzkreislaufsystem (Tabelle 12). Ca. 75 % der Teilnehmer am ADENA-Programm erhielten weitere Medikamente.

Die große Anzahl der Behandelten, die Erfahrungen durch längere Behandlungszeiträume und die Tatsache, daß die Patienten zusätzlich mit anderen Arzneimitteln behandelt wurden, ermöglichte die Beurteilung von Wechselwirkungen zwischen Exelon® und anderen Pharmaka unter Bedingungen, die der klinischen Praxis sehr nahekommen.[44, 45, 56]

Tabelle 12. Begleiterkrankungen bei den Patienten des ADENA-Programms

Begleiterkrankung	% Patienten
Herzkreislauf	32
Bluthochdruck	28
Herzrhythmusstörungen	8
Skelett und Muskulatur	37
Magen-Darm-Trakt	22
zentrales und peripheres Nervensystem	20
psychiatrische Störungen	20
endokrinologische Störungen	9

■ Exelon® ist auch bei multimorbiden Patienten gut einsetzbar.

5.2 Schwere unerwünschte Ereignisse und Todesfälle

Schwere unerwünschte Ereignisse waren in der Exelon®- und Plazebogruppe gleich häufig. Der hohe Prozentsatz von je 13 % ist darauf zurückzuführen, daß alle Überdosierungen, selbst wenn sie symptomlos blieben, und jede Hospitalisierung, auch wenn es sich z.B. um einen geplanten Eingriff handelte, gemäß der Richtlinien der amerikanischen "Food and Drug Administration" (FDA) als schwere unerwünschte Ereignisse registriert wurden.

Hinsichtlich der Art der registrierten schweren unerwünschten Ereignisse unterschieden sich die Exelon®- und Plazebogruppe bei gastrointestinalen Blutungen und Angina pectoris, die nur unter Behandlung mit Exelon® beobachtet wurden (5 bzw. 7 Patienten) sowie bei Synkopen, die bei Exelon®-Patienten häufiger auftraten (Exelon® 17 vs. Plazebo 2). Ein kausaler Zusammenhang mit der Studienmedikation konnte jedoch nach Durchsicht der Ausgangswerte, Begleitmedikation und aufgrund der niedrigen Patientenzahl nicht sicher festgestellt werden.

Die Anzahl von Todesfällen lag unter der erwarteten Sterblichkeitsrate. Bis zum 31.12.96 wurden im Rahmen der klinischen Prüfungen insgesamt 49 Todesfälle registriert. 20 dieser Todesfälle (18 unter Exelon®,

2 unter Plazebo), welche vor dem 31.7.96 auftraten, wurden genauer analysiert. Alle 18 Todesfälle in der mit Exelon® behandelten Gruppe von Patienten wurden durch die Untersucher als nicht durch die Exelon®-Behandlung verursacht eingestuft. Eine Durchsicht der Fälle durch klinische Experten führte zu dem Schluß, daß 17 Todesfälle auf vorbestehende Begleiterkrankungen zurückzuführen waren. In einem Fall (Myokardinfarkt) konnte keine sichere kausale Beziehung gefunden werden.

5.3 Verträglichkeit

Aufgrund der cholinergen Eigenschaften der AChE-Hemmer sind Nebenwirkungen wie Übelkeit und Erbrechen zu erwarten.[35, 44, 56] Da ältere Menschen generell anfälliger für Nebenwirkungen sind als junge Erwachsene, sind in klinischen Medikamentenprüfungen bei diesen Patienten hohe Nebenwirkungsraten zu erwarten. Zu beachten ist auch, daß in Studien mit einem festen Dosierungsbereich höhere Nebenwirkungsraten berichtet werden als sie in der klinischen Praxis zu erwarten sind, wenn eine flexible Dosisanpassung möglich ist.

Erwartungsgemäß wurde von einem hohen Anteil der Patienten in den umfangreichen Versuchen des ADENA-Programms Nebenwirkungen berichtet, wobei in den Gruppen mit höheren Exelon®-Dosierungen (6-12 mg/Tag) signifikant mehr Nebenwirkungen gemeldet wurden als in der Plazebogruppe. Meist waren diese leicht bis mäßig ausgeprägt. So konnten beispielsweise in der US-Studie (B352) etwa 75% der Patienten eine Behandlung von 6 Monaten abschließen.[35, 44, 56]

Als Hauptnebenwirkungen wurden in erster Linie gastrointestinale Beschwerden festgestellt. Diese traten meist während der Einstellungsphase auf und verschwanden normalerweise bei der weiteren Behandlung mit Exelon®. Einfache Maßnahmen, wie die Verabreichung zu den Mahlzeiten, reichten meist aus, um diese Nebenwirkungen zu beheben. In den Fällen, in denen diese Maßnahmen nicht ausreichten, konnten die Patienten nach vorübergehender Dosisreduzierung oder der Gabe von Antiemetika höhere Dosierungen vertragen.[35, 44, 56]

Die häufigsten Nebenwirkungen waren Übelkeit, Erbrechen, Schwindel, Diarrhö und Kopfschmerzen. Diese waren im allgemeinen leicht bis mäßig ausgeprägt und von vorübergehender Dauer. Wie bei anderen AChE-Hemmern führt auch die Behandlung mit Exelon® bei manchen Patienten, besonders bei Frauen, zu Gewichtsverlust. Deshalb sollte das Gewicht des Patienten während der Therapie beobachtet werden.

5.3.1 Nebenwirkungen, die zum Ausscheiden aus den Studien führten

Die Abbruchrate der Behandlung im ADENA-Programm betrug für die Plazebogruppe 7,9 %, bei einer Dosis bis zu 3 mg/Tag Exelon® 2,6 %, bei bis zu 6 mg/Tag 9,4 %, bei bis zu 9 mg/Tag 14,9 % und bei bis zu 12 mg/Tag 17,5 %.[44, 56]

Insgesamt schieden sowohl in der Behandlungsgruppe, als auch in der Plazebogruppe, mehr Frauen als Männer aus dem Behandlungsprogramm aufgrund von Nebenwirkungen aus. Bezogen auf die gesamte untersuchte Population waren die Unterschiede bei der Häufigkeit von Nebenwirkungen zwischen Männern und Frauen minimal.[44, 56]

Tabelle 13. Die häufigsten* Nebenwirkungen, die zum Ausscheiden aus dem ADENA-Programm führten

Behandlung	Plazebo (n = 763)		Exelon® (n = 1696)		
Dosisgruppe % Abbrecher	≤3mg	≤6mg	≤9mg	≤12mg	
Übelkeit	0.5	0.6	2.8	6.0	6.7
Erbrechen	0.1	0.3	1.7	3.3	3.9
Anorexie	0.1	0.1	0.9	1.7	2.1

* bei mindestens 2% der Patienten und doppelt so häufig als in der Plazebogruppe

Während der Titrationsphase brachen im Gegensatz zur Erhaltungsphase mehr Patienten, die mit Exelon® behandelt wurden, wegen Nebenwirkungen die Behandlung ab (Tabelle 13). Grund für das Ausscheiden war meist eine zu rasche Dosissteigerung und die durch das vorgegebene Studienprotokoll fehlende Möglichkeit einer Dosisreduktion. Diese Ergebnisse sprechen für eine individuelle Dosierungsstrategie bei Exelon® mit flexibler Anpassung der Dosis beim Auftreten von Nebenwirkungen.[48, 56]

■ Durch Exelon® verursachte Veränderungen der kardiovaskulären Vitalparameter (Blutdruck, Herzfrequenz, EKG) wurden nicht festgestellt. Exelon® verursachte keine Bradykardie oder Herzrhythmusstörung.

5.3.2 Laboruntersuchungen

In den Studien des ADENA-Programms erfolgten ausführliche und regelmäßige Laborkontrollen der Leber- und Nierenfunktion (alkalische Phosphatase, SGOT, SGPT, Bilirubin, Creatinin, Blutharnstoff, Protein- und Glukoseausscheidung im Urin) sowie hämatologischer (Hämoglobin, Hämatokrit, Differentialblutbild, Thrombozytenzahl) und weiterer biochemischer Parameter (Blutzucker, Cholesterin, Triglyceride, Elektrolyte, Gesamteiweiß). Hieraus ergaben sich keine Hinweise auf organtoxische, insbesondere lebertoxische Eigenschaften von Exelon®.[45, 56]

Ein Einfluß des Lebensalters, des Geschlechtes oder der Medikamentendosis auf die untersuchten Laborparameter fand sich nicht. Daher besteht für spezifische Laboruntersuchungen während der Behandlung mit Exelon® keine Notwendigkeit.[45, 56]

> ■ Bei Exelon® ergaben sich keine Hinweise auf Lebertoxizität.

5.3.3 EKG und Vitalzeichen

Etwa 15 % der Patienten zeigten im Verlauf der kontrollierten klinischen Studien neu auftretende Abnormalitäten oder eine Verschlechterung vorbestehender EKG-Befunde. Auch hier bestand kein signifikanter Unterschied zwischen der Exelon®- und Plazebogruppe (16 % vs. 14 %). Die im EKG festgestellten Veränderungen waren klinisch ohne Bedeutung (z.B. Reduktion der Pulsrate um weniger als 1 pro Min., Verkürzung des QT-Intervalls um 1,7 ms).
Die Blutdruck- und Pulswerte, die regelmäßig im Liegen und Stehen nach 1 und 3 Minuten gemessen wurden, zeigten keine systematischen Unterschiede. Bei den höchsten untersuchten Dosierungen (> 9 - 12 mg/Tag) kam es zu einer klinisch nicht bedeutsamen Reduktion der Pulsrate (-1,7) und des systolischen (-2,7 mmHg) und diastolischen Blutdrucks (-1,2 mmHg). Die Atemfrequenz veränderte sich nicht.

Diese Daten zeigen deutlich, daß es unter Behandlung mit Exelon® zu keinen klinisch relevanten kardiorespiratorischen Veränderungen kommt. Eine besondere Überwachung dieser Parameter ist deshalb nicht erforderlich.

5.4 Langzeitsicherheit und Verträglichkeit von Exelon®

Die bislang vorliegenden Daten aus den fortgeführten Phase-III-Studien bestätigen die Sicherheit und Verträglichkeit von Exelon®.

5.5 Toxikologie

Exelon® zeigte in keinem der verwendeten Testsysteme mutagene oder karzinogene Eigenschaften. In Tierexperimenten zeigten sich unter sehr hohen Dosierungen unerwünschte Wirkungen in Form von Diarrhö, Bradykardie, Tränen- und Speichelfluß sowie, nach den höchsten Dosierungen, Krampfanfälle, die auf exzessive periphere cholinerge Effekte zurückzuführen sind. Bei mittleren Dosierungen zeigte sich eine gewisse Toleranzentwicklung gegenüber den cholinergen Nebenwirkungen. Dies läßt vermuten, daß eine allmähliche Dosissteigerung dazu beitragen kann, auch höhere Konzentrationen zentraler Acetylcholinesterase-Hemmung zu tolerieren.

5.6 Wechselwirkungen mit anderen Pharmaka

In pharmakokinetischen Studien wurden beim Menschen Wechselwirkungen von Exelon® mit anderen Medikamenten untersucht. Nach Einmaldosierung von Exelon® zeigte sich keine signifikante pharmakokinetische Wechselwirkung mit Digoxin, Warfarin, Diazepam und Fluoxetin. Außerdem ließen sich keine Veränderungen der pharmakodynamischen Wirkungen von Digoxin und Warfarin durch Exelon® nachweisen.[42, 56]

Aufgrund seines Wirkungsmechanismus kann es zu Wechselwirkungen von Exelon® mit Substanzen kommen, die auf das cholinerge System wirken. Medikamente, die eine hemmende Wirkung auf die BChE besitzen, wie Thioridazin, Haloperidol und Fluoxetin, haben jedoch keine signifikante Wirkung auf die Decarbamylierung von Exelon® in der menschlichen Leber *ex vivo*.[42, 56]

Retrospektiv wurden pharmakokinetische (PK) und pharmakodynamische (PD) Wechselwirkungen von Exelon® mit 22 Medikamentengruppen untersucht, die im Rahmen der Studien B351 und B352 bei 625 Patienten (PK-Wechselwirkungen) und allen Patienten aus den plazebokontrollierten Phase-III-Studien (PD Wechselwirkungen) zur Behandlung von Begleiterkrankungen verabreicht wurden.[42, 56]

Zu den am häufigsten gemeinsam verabreichten Medikamenten gehörten:

Antazida	Antihypertonika
Antidiabetika	– Kalziumkanalblocker,
Antiemetika	– Beta-Blocker
inotrope Substanzen	antanginöse Präparate
Analgetika	Antihistaminika
Östrogene	Benzodiazepine
Chloralhydrat	nicht-steroidale Antiphlogistika

Es wurden keine klinisch relevanten Interaktionen festgestellt.[42, 44]

6. Dosierung und Anwendung

6.1 Studienergebnisse zur Dosierungsstrategie

6.2 Dosierungsempfehlungen

6. Dosierung und Anwendung

DOSIERUNG UND ANWENDUNG

6.1 Studienergebnisse zur Dosierungsstrategie

Die folgenden Dosierungsempfehlungen beruhen auf den Ergebnissen der Phase-III-Studien, in denen die Verträglichkeit verschiedener Dosierungen und die optimale Dosisumstellung und Dosisverteilung geprüft wurde.

In der Studie B351 mit konstanten Dosierungen ohne Möglichkeit zur Dosisreduktion war die Verträglichkeit von Exelon® vergleichsweise weniger gut, als in den Studien mit flexiblem Dosierungsdesign; die Therapieabbruchrate wegen nicht-tolerierbarer unerwünschter Wirkungen betrug bei einer Dosierung von 9 mg/Tag 34 %. In den Studien B352 und B303 konnte die Dosierung im Bereich von 6-12 mg/Tag je nach Verträglichkeit flexibel eingestellt werden; hier betrugen die Therapieabbruchraten 29 % bzw. 23 %. Diesen Studien war gemeinsam, daß eine Minimaldosis innerhalb eines beschränkten Zeitraums erreicht werden mußte, ohne daß die Möglichkeit einer Dosisreduktion bestand. Die Abbruchraten waren während dieser Phase der Dosissteigerung bedeutend größer (B352: 22 %, B303: 15 %) als in einer weiteren Studie (B304), welche als einzige eine vollkommen flexible Dosierung ohne Zeitlimit erlaubte. Hier betrug die Abbruchrate nur 5 %.

Ein wichtiges Prinzip bei der Behandlung mit Exelon® ist deshalb die flexible Dosis-Anpassung beim einzelnen Patienten. Dadurch kann längerfristig eine bessere Wirksamkeit und Verträglichkeit erreicht werden, als mit einem festen Therapieschema.

Die in den Studien B352, B303 und B304 verwendeten Dosissteigerungsraten von 2 mg/Woche wurden gut toleriert. In der Studie B355 wurde eine Dosissteigerungsrate von 3 mg/Woche mit einer Initialdosis von 3 mg/Tag geprüft. 95 % der Patienten tolerierten die Initialdosis von 3 mg/Tag, 91 % am Ende der zweiten Woche eine Dosierung von 6 mg/Tag. Diese Dosissteigerungsrate erlaubte es somit einer Mehrheit von Patienten, rasch in den wirksameren Dosisbereich von 6-12 mg/Tag zu gelangen. Die Dosissteigerung in 3-mg-Schritten hatte keinen Einfluß auf die Abbruchrate und die Inzidenz unerwünschter Wirkungen.

Die Analyse der verschiedenen Dosierungen und Dosissteigerungsraten von Exelon® und deren Einfluß auf Verträglichkeit und Wirksamkeit führten zu den in 6,2 aufgeführten Dosierungsempfehlungen:

6.2 Dosierungsempfehlungen

Behandlungsbeginn und Dosissteigerung: Exelon® sollte zweimal täglich mit dem Frühstück und dem Abendessen eingenommen werden. Die empfohlene Anfangsdosis beträgt 1,5 mg zweimal täglich.

Wenn die Anfangsdosis nach mindestens zweiwöchiger Behandlung gut vertragen wird, kann die Dosis auf zweimal 3 mg täglich erhöht werden. Bei guter Verträglichkeit können später weitere Dosissteigerungen auf 4,5 mg und dann 6 mg zweimal täglich erfolgen, wobei die Abstände zwischen den Dosissteigerungen mindestens zwei Wochen betragen sollten. Eine langsamere Dosissteigerung sollte vor allem bei Frauen in Betracht gezogen werden, da sie in der Regel häufiger und schon bei niedrigeren Dosierungen unter unerwünschten Wirkungen leiden als Männer.

Falls während der Behandlung Nebenwirkungen (z.B. Übelkeit, Erbrechen, Bauchschmerzen, Appetitlosigkeit oder Gewichtsverlust) beobachtet werden, können eine oder mehrere Einzelgaben ausgelassen werden. Bestehen die Nebenwirkungen trotzdem weiter fort, sollte auf die zuvor gut verträgliche Dosierung zurückgegangen werden. Bei Übelkeit kann vorübergehend ein Antiemetikum eingenommen werden, um die Verträglichkeit zu verbessern.

Erhaltungsdosis und Dauerbehandlung: 3 mg bis 6 mg zweimal täglich; für eine optimale Therapie sollten die Patienten die individuell bestverträglichste Dosis erhalten. Die empfohlene Höchstdosis beträgt 6 mg zweimal täglich. Das Körpergewicht sollte in gewissen Abständen kontrolliert und bei signifikantem Gewichtsverlust (>7%) die Dosis reduziert werden.

7. Literatur

1. Keefover RW. The clinical epidemiology of Alzheimer´s disease. Neuroepidemiology 1996; 14 (2): 337-351
2. Jorm, A. F., Korten, A. E., & Henderson, A. S. The prevalence of dementia: A quantitative integration of the literature. Acta Psychiatr Scand 1987, 76, 465-479.
3. Kokmen, E., Beard, C. M., O'Brien, P. C., & Kurland, L. T. Is the incidence of dementing illness changing? A 25 years time trend study in Rochester, Minnesota (1960-1984). Neurology 1993, 43, 1887-1892.
4. Ritchie K und Kildea D. Is senile dementia "age-related" or ageing-related" -evidence from meta-analysis of dementia prevalence in the oldest old. Lancet 1995; 346: 931-934
5. Max W. The cost of Alzheimer´s disease-will drug treatment ease the burden? Pharmacoecconomics 1996; 9 (1): 5-10
6. Corey-Bloom J et al. Diagnosis and evaluation of dementia. Neurology 1995; 45: 211-218.
7. Cobb JL et al. The effect of education on the incidence of dementia and Alzheimer´s disease in the Framingham Study. Neurology 1995; 45 (9): 1707-1712.
8. Evans, D. A., Funkenstein, H., Albert, M. S., Scherr, P. A., Cook, N. R., & Chown, M. J. Prevalence of Alzheimer's disease in a community population of older persons. JAMA 1989, 262, 2551-2556.
9. Statement of the World Health Organization on Alzheimer´s disease. WHO, Geneva, 1993
10. American Psychiatric Association, Diagnostic and Statistical Manual of Mental Disorders (DSM-IV). Fourth Edition, 1994; pp 139-147
11. McKhann G et al. Clinical diagnosis of Alzheimer´s disease: Report of the NINCDS-ADRDA work group under the auspices of Department of Health and Human Services Task Force on Alzheimer´s disease. Neurology 1984; 37 (7): 939-944
12. Folstein, MF et al. "Mini-mental state" a practical method for grading the cognitive state of patients for the clinician. J. Psychiatr Res 1975; 12: 189-198
13. Price DL. New perspectives on Alzheimer´s disease. Ann Rev Neurosci 1986; 9: 489-512

14. Henderson VW, Buckwalter JG. Cognitive defecits on men and women with Alzheimer´s disease. Neurology 1994; 44(1);90-96
15. Katzman, R. Alzheimer's disease.
N Engl J of Med 1986; 314: 964-973.
16. Mann, D. M. A., Yates, P. O., & Marcyniuk, B. Changes in nerve cells of the nucleus basalis of Meynert in Alzheimer's disease and their relationship to ageing and to the accumulation of lipofuscin pigment. Mech Ageing Developm 1984, 25, 169-204.
17. Whitehouse, P. J., Price, D. L., Clark, A. W., Coyle, J. T., & DeLong, M. R. Alzheimer's Disease: Evidence for selective loss of cholinergic neurons in the nucleus basalis. Ann Neurol 1981, 10, 122-126.
18. Tomlinson, B. E., Blessed, G., & Roth, M. Observations on the brains of demented old people. Neurol Science 1970, 11, 205-242.
19. Deutsch, J. A. The cholinergic synapse and the site of memory. Science 1971, 174, 788-794.
20. Mandel, R. J., & Thal, L. J. Physostigmine improves water maze performance following nucleus basalis magnocellularis lesions in rats. Psychopharmacology 1988, 96, 421-425.
21. Davis, K. L., Thal, L. J., Gamzu, E. R., Davis, C. S., & Woolson, R. F. A double-blind, placebo-controlled, multicenter study of tacrine for Alzheimer's disease. N Engl J Med 1992, 327, 1253-1259.
22. Farlow, M., Gracon, S. I., Hershey, L. A., Lewis, K. W., Sadowsky, C. H., & Dolan-Ureno, J. A controlled trial of tacrine in Alzhiemer's disease. JAMA 1992, 268, 2523-2529.
23. Knapp, M. J., Knopman, D. S., & Solomon, P. R. A 30-week randomized controlled trial of high-dose tacrine in patients with Alzheimer's disease. JAMA 1994, 271, 985-991.
24. Rogers, S. L., & Friedhoff, L. T.
The efficacy and safety of donepezil in patients with Alzheimer's disease: Results of a US multicentre, randomized, double-blind, placebo-controlled trial. Dementia 1996, 7, 293-303.
25. Bruno, G., Mohr, E., Gillespie, M., Fedio, P., & Chase, T. N. Muscarinic agonist therapy of Alzheimer's disease. A clinical trial of RS-86. Arch Neurol 1986, 43, 659-661.
26. Hollander, E., Davidson, M., Mohs, R. C., Horvath, T. B., & Davis, B. M. RS86 in the treatment of Alzheimer's disease: Cognitive and biological effects. Biol Psychiatry 1987, 22, 1067-1078.
27. Newhouse, P. A., Sunderland, T., Tariot, P. N., Blumhardt, C. L., & Weingartner, H. Intravenous nicotine in Alzheimer's disease. Psychopharmacology 1988, 95, 171-175.

28. Little, A., Levy, R., Cuaqui-Kidd, P., & Hand, D. (). A double-blind, plcebo controlled trial of high-dose lecithin in Alzheimer's disease. J Neurol Neurosurg Psychiatry 1985, 48, 736-742.

29. Thal, L. J., Masur, D. M., Sharpless, N. S., Fuld, P. A., & Davies, P. Acute and chronic effects of oral pysostigmine and lecithin in Alzheimer's disease. Prog Neuro-Psychopharmacol & Biol Psychiatr 1986, 10, 627-636.

30. Kumar, V., & Caleche, M. Treatment of Alzheimer's disease with cholinergic drugs. Int Clin Pharmacol Thera Toxicol 1991, 29, 23-37.

31. Whitehouse, P. J.. Cholinergic therapy in dementia. Acta Neurol Scand Supp 1993, 149, 42-45.

32. Davies P, Malouney AJF. Selective loss of central cholinergic neurons in Alzheimer´s disease. Lancet 1976; 1403

33. Whitehouse PJ et al. Alzheimer´s disease dementia: loss of neurons of the basal forebrain. Science 1982; 215: 1237-1239

34. Bowden DM et al. Neurotransmitter-related enzymes and indices of hypoxia in senile dementia and other abiotrophies. Brain 1976; 99: 459-496

35. Anand R et al. Efficacy and safety results of the early phase studies with Exelon (ENA-713) in Alzheimer´s disease: an overview. J Drug Dev Clin Pract 1996; 8: 109-116

36. Massoulie J, Bon S. The molecular forms of cholesterase and acetylcholinesterase in vertebrates. Ann Rev Neurosci 1982; 57-106

37. Atack J et al. Molecular forms of acetylcholinesterase in senile dementia of alzheimer type: selective loss of the intermediate (10s) form. Neurosci Letters 1983; 40: 199-204.

38. Siek GC et al. Molecular forms of acetylcholinesterase in subcortical areas of normal and Alzheimer disease brain. Biol Psychiatry 1990; 27: 573-580

39. Ermini-Fünfschilling, D., & Meier, D. (1995). Gedächtnistraining: Wichtiger Bestandteil der Milieutherapie bei seniler Demenz. Zeitschrift für Gerontologie und Geriatrie, 28, 190-194.

40. Enz, A., Amstutz, R., Hofmann, A., Gmelin, G., & Kelly, P. H. Brain selective inhibition of acetylcholinesterase: a novel approach to therapy for Alzheimer's disease. In A. C. Cuello (Ed.), Cholinergic Function and Dysfunction, (Vol. 98, pp. 431-438). Amsterdam: Elsevier Science 1993.

LITERATUR

41. Enz, A., & Floersheim, P. Cholinesterase Inhibitors: an overview of their mechanisms of actions. In R. Becker & E. Giacobini (Eds.), Alzheimer's Disease: From Molecular Biology to Therapy, (pp. 211-215). Boston: Birkhauser 1996.

42. Data on File. SDZ ENA 713 in mild to moderate senile dementia of the Alzheimer´s type. Study report IND 35-774. Summary of the human pharmacokinetics and bioavailability of ENA 713. Novartis Pharmaceuticals Corporation

43. Data on File. Summary of product characteristics. January 1998 Novartis Pharmaceuticals Corporation

44. Data on File. Draft labeling-April 1997, NDA 20-823. Novartis Pharmaceuticals Corporation

45. Data on File. Integrated Summary of effectiveness. 15th April 1997. Novartis Pharmaceuticals Corporation

46. Anand R, Gharabawi G. The ADENA programme: International coordinated phase III development of a second generation acetylcholinesterase inhibitor (SDZ ENA-713). Poster presentation.

47. Anand R, Gharabawi G. Clinical development of Exelon (ENA-713): The ADENA programme. J Drug Dev Clin Pract 1996; 8 (2): 9-14.

48. Data on File. Integrated clinical and statistical study report. ENA B303-E-00. 28 February 1997. Novartis Pharmaceuticals Corporation

49. Stern RG et al. A longitudinal study of Alzheimer´s disease: measurement, rate, and predictors of cognitive deterioration. Am J Psychiatry 1994; 151 (3): 390-396

50. Rosen, W. G., Mohs, R. C., & Davis, K. L. A new rating scale for Alzheimer's disease. Am J Psychiatry 1984, 141, 1356-1364.

51. Ferris SH. NYU CIBIC-Plus, unpublished data. In: Schneider LS An overview of rating scales used in dementia research. Alzheimer Insight 1996; 2 (3): 1-7

52. DeJong, R., Osterlund, O. W., & Roy, G. W. Measurement of quality-of-life changes in patients with Alzheimer's disease. Clin Ther 1989, 11, 545-554.

53. Folstein, M. F., Folstein, S. E., & McHugh, P. R. "Mini-Mental State" : A practical method for grading the cognitive state of patients for the clinician. J Psychiatr 1975 Res, 12, 189-198.

54. Reisberg, B., Ferris, S. H., de Leon, M. J., & Crook, T. The global deterioration scale for assessment of primary degenerative dementia. Am J Psychiatry 1982, 139, 1136-1139.

55. Aricept Product Monograph
56. Data on File. Integrated summary of safety 1997.
    Novartis Pharmaceuticals Corporation.
57. Sramek JJ et al. Safety/tolerability trial of SDZ ENA 713
    in patients with probable Alzheimer's disease.
    Life Sci 1996; 58 (15): 1201-1207
58. Schneider L. An overview of rating scales used in dementia
    research. Alzheimer Insights 1996;
59. Enz A. et al. Brain selective inhibition of acetylcholinesterase:
    a novel approach to therapy for Alzheimer's disease.
    In: Cuello AC, ed. Prog Brain Res 98.
    Elsevier science publishers 1993, pp 431-438
60. Feldman H. und Gracon S. Alzheimer's disease: symptomatic
    drugs under development. In: Gauthiers, ed. Clinical diagnosis
    and management of Alzheimer's disease.
    Martin Dunitz Ltd. London, 1996; 239-261
61. Stern RG et al. A longitudinal study of Alzheimers disease:
    Measurement rates and predictors of cognitive deterioration.
    Am J Psychiatry 1994; 151 (3): 390-396
62. Rosen WG et al. A new rating scale for Alzheimer's disease.
    Am J Psychiatry 1984; 141 (11): 1356-1364
63. Data on file. Anand R et al. New results with Exelon® in the
    treatment of AD (abstract). Fifth International Geneva/
    Springfield Symposium on Advances in Alzheimer Therapy,
    16 April 1998
64. Corey-Bloom J., Galasko D., Thal L.J.
    Is it Alzheimer's? A strategy for diagnosis. IM 1995; 28-33

8. Sachverzeichnis

A

Acetat 15
Acetylcholin 16 ff
– Spaltung 24
– Wirkung 17
Acetylcholinesterase 17
– carbamylierte 23 f
– Strukturform 20
– Vorkommen 17
Acetylcholinesterase-Aktivität 29
Acetylcholinesterase-Hemmer 16 ff
– Anforderung 17
– Halbwertzeit 20
– hirnselektiver 22
– Toleranzentwicklung 21
– Wirksamkeit 16
Acetylcholinesterase-Hemmung
  im Liquor 26
Acetylcholin-Mangel 14
Acetylcholinrezeptor 15
Acetylcholin-Vorläufersubstanz 15
Acetylcoenzym A 15
AChE-Hemmer s. Acetylcholinesterase-
  Hemmer
ADAS-Cog 38 f, 41, 45 ff
– Veränderung 46 f
– – mittlere 46
ADENA-Studienprogramm 33 ff
– Abbruchrate 60, 64, 66
– Einstellungsphase 35
– Erhaltungsphase 35
– Merkmal 36
– Patientenpopulation 35 f
– Responderanalyse 42 ff
– Wirksamkeitsnachweis, Phase-III-
  Studie 41 ff
Agitiertheit 12
Aktivität, sinnlose 49
– des täglichen Lebens 36 f
Alltagsbewältigung 5
Alltagskompetenz 6, 11, 39
– Wirkung von Exelon® 42, 45, 48 f

Alter 8 f
Alzheimer-Fibrillen 13
Alzheimer-Krankheit, Behandlungsziel
  38 f
– Biochemie 12 ff
– Diagnose 8 ff
– Differentialdiagnose 9
– Epidemiologie 6
– Erkrankungsrisiko 4
– Pathophysiologie 12 ff
– Risikofaktor 7 f
– Schweregrad 36, 50 f
– sozio-ökonomische Aspekte 7
– Symptomatik 5, 11 f
– Vererbung 7
Alzheimer's Disease Assessment Scale –
  Cognitive Subscale 36 f
Aminosäure, exzitatorische 13
Amyloidablagerung 13
Amyloid-Precursor-Protein 13
– Regulation 15
Analgetika 62
Angehörige 20, 39
Angina pectoris 60
Angst 5, 11
Anorexie 60
Antazida 62
Antidiabetika 62
Antiemetika 62
Antihistaminika 62
Antihypertonika 62
Antiphlogistika, nicht-steroidale 62
Apolipoprotein-Allel 47
APP (Amyloid-Precursor-Protein) 13, 15
Arzneimittelinteraktion 27, 62
AUC (Area under the curve) 24 f
Aufmerksamkeit 37

B

Babinski-Reflex 12
Benzodiazepine 62
Beta-Protein-Amyloid 13

Bildungsstand 8
Bindungsstelle, anionische 21 f
Blutdruck 61
Bluthochdruck 58
Blutung, gastrointenstinale 58
Bradykardie 62
Bündel, neurofibrilläre 13
Butyrylcholin-Esterase 17

C

Carbamate 21
Chloralhydrat 62
Cholin 17
- Acetyltransferase-Aktivität 14
Cholinerge Hypothese 14 f
CIBIC-Plus 36 f, 42, 44
- Verbesserung 51 f
Clinician Interview-Based Impression of Change plus caregiver information 36 f
Cytochrom-P450-Isoenzym 27

D

Demenz vom Alzheimer-Typ (DAT) 4
- Ursache 8
Denkvermögen 5, 11
Depression 8, 11
Deutsche Alzheimer Gesellschaft 18
Diarrhö 59, 62
Dosisanpassung, flexible 64

E

Elektrokardiogramm 61
Enthemmung, frontale 12
Erbrechen 59 f
Esterbindungsstelle 21 f
Exelon®, Ausscheidung 21
- Bioverfügbarkeit 24 f
- Blut-Hirnschrankengängigkeit 26
- Dosierungsempfehlung 65
- Dosierungsstrategie 64
- Dosisbereich, therapeutischer 41

- Dosissteigerungsrate 64
- Dosis-Wirkungs-Beziehung 52
- Effekt, therapeutischer 38 ff
- Elimination 28
- Erhaltungsdosis 65
- Gesamturteil, klinisches 49 f
- Hirnselektivität 22
- Langzeitwirkung 52 ff
- Metabolismus 27
- Molekulargewicht 21
- Nebenwirkung 56, 58 f
- Pharmakokinetik bei älteren Patienten 29
- - bei eingeschränkter Leberfunktion 29
- - - Nierenfunktion 30
- Plasma-Halbwertszeit 27 f
- Plasmakonzentration, maximale 24 f
- Resorption 24 f
- Sicherheit, klinische 56 ff
- steady-state-Konzentration 28
- Strukturformel 20
- Toxikologie 62
- Verteilung 26 f
- Verträglichkeit 59 ff
- Wechselwirkung 62
- Wirkmechanismus 21
- Wirksamkeit, klinische 32 ff
- Wirkung auf Alltagskompetenz 48 f
- - auf kognitive Leistung 45 ff
- - auf Krankheitsstadium 50 f
- - unerwünschte 58 f
- Wirkungseintritt 54

F

First-pass-Metabolismus 25
Fluoxetin 62

G

Gangunfähigkeit 12
GDS (Global Deterioration Scale) 36, 51
Gedächtnis 14, 37

Gedächtnisstörung 5, 11
Gedächtnistraining 18
Genmutation 7
Gewichtsverlust 59, 65
Global Deterioration Scale (GDS) 36, 51

H

Halluzination 5
Haloperidol 62
Herzkreislauferkrankung 57 f
Herzrhythmusstörung 58
Hippocampus, Degeneration 12
– Neuron, cholinerges, Verlust 14
Hirnatrophie 12
Hirnselektivität 22
Hirntrauma 8
Histopathologie 13

K

Kognition 37
Kognitiver Verlust 9
– – cholinerges-Defizit-Korrelation 14
– – Testbatterie 37
Konzentrationsfähigkeit, Verbesserung 49
Kopfschmerzen 59
Kortex, Neuronenverlust 14
Krampfanfälle 62
Krankheitsprogression, Verzögerung 46 f
Krankheitsstadium 12
Kurzzeitgedächtnis 11
– Verbesserung 49

L

Laboruntersuchung 61
Lebenserwartung 5
Lebensqualität 6
Leberfunktion, eingeschränkte 29
Leistungsfähigkeit, intellektuelle 5
– kognitive 36

– – Verbesserung 39 f, 43, 45 ff, 53
Lernen 37
Lernfähigkeit, Abnahme 5

M

Maximum tolerated dose 32
Memory Klinik 18
Merkfähigkeitsstörung 5
Metabolit 27 f
Mini Mental Status Test (MMST) 10, 35
– Veränderung 51
MMST-Score 35
MTD-Studie 32

N

NAP 226-90 27 f
– Plasma-Halbwertszeit 27
Nervenbahn, cholinerge 14
Neuron, cholinerges, Schädigung 4
– – Verlust 14
– postsynaptisches 15
Neurotransmittersystem, cholinerges 14
Neurotransmitterveränderung 13
Nierenfunktion, eingeschränkte 30
Noradrenalin 13

O

Orientierung 45
– zeitliche 11
Orientierungsstörung 5, 11
Östrogene 62

P

Parietallappen, Degeneration 12 f
Parkinson-Krankheit 8
PDS (Progressive Deterioration Scale) 36 f, 40, 43
– Veränderung 48 f
Persönlichkeitsänderung 4, 11
Pflegebedürftigkeit 7

75

Pharmakokinetik 24 ff
Plaques, senile 13, 17
Progressive Deterioration Scale (PDS) 36, 40, 43, 48 f
Pulsrate, Reduktion 61

R

Rechenfähigkeit 5
Reizbarkeit 11
Responderanalyse 42 ff
Rigidität 12
Rivastigmin (s. auch Exelon), radioaktiv markiertes 28

S

Schlafstörung 11
Schlaganfall 8
Schreibvermögen 12
Schwindel 59
Scopolamin 14
Screening-Test 10
Selbständigkeit 4 ff
Serotonin 13
Somatostatin 13
Speichelfluß 62
Sprache 37
– Fluß 11
– Verlust 5
Stimmungsveränderung 11
Studie, klinische 32 ff
Substitutionstherapie, cholinerge 15 f
Synkope 58

T

Tagesrhythmus, gestörter 11
Tangles, neurofibrilläre 13
Tau-Protein 13
Temporallappen, Degeneration 12 f
Therapie-Studie 34
Thioridazin 62
Todesfall 58
Todesursache 4

Toxikologie 62
Toxinexposition 8
Tränenfluß 62

U

Übelkeit 59 f
Unruhe 12
Urteilsvermögen 5

V

Ventrikelerweiterung 12 f
Verhalten 37
– Auffälligkeit 11
Verstimmung, depressive 5
Vitalzeichen 61
Vitamin-B_{12}-Mangel 8
Vorstellungsvermögen 45

W

Wahnidee 5, 12, 49
Wahrnehmungsvermögen, beeinträchtigtes 5
Wirksamkeitsbeurteilung 36 f
Wortreproduktion 45
Wortwiedererkennung 45